A MM. LES MEMBRES

DU CONSEIL GÉNÉRAL

DU DÉPARTEMENT

DES HAUTES-PYRÉNÉES.

Hommage de la haute estime de l'auteur.

A. LATOUR, DE TRIE.

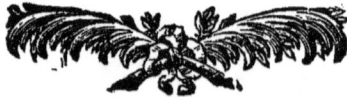

TARBES, J.-A. FOUGA, IMPRIMEUR DE LA PRÉFECTURE,

SUCCESSEUR DE LAGARRIGUE.

TRAITÉ

SUR

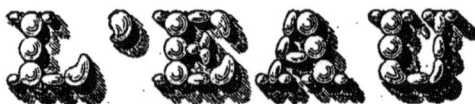

L'EAU

Médicinale et Thermale

DE CAPBERN,

CANTON DE LANNEMEZAN,

ARRONDISSEMENT DE BAGNÈRES-DE-BIGORRE,

(HAUTES-PYRÉNÉES),

Considérée

SOUS LE POINT DE VUE TOPOGRAPHIQUE, CHIMIQUE

ET MÉDICAL,

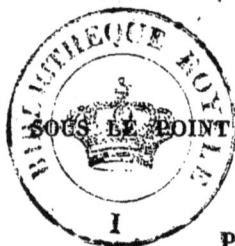

Par A. LATOUR, de Trie,

PHARMACIEN CHIMISTE, MEMBRE DU JURY MÉDICAL, MEMBRE COR-
RESPONDANT DE LA SOCIÉTÉ DE PHARMACIE DE PARIS, DE LA SOCIÉTÉ
DES SCIENCES PHYSIQUES, CHIMIQUES ET ARTS INDUSTRIELS DE
FRANCE, ETC.

Publié sous les auspices du Conseil général.

1858.

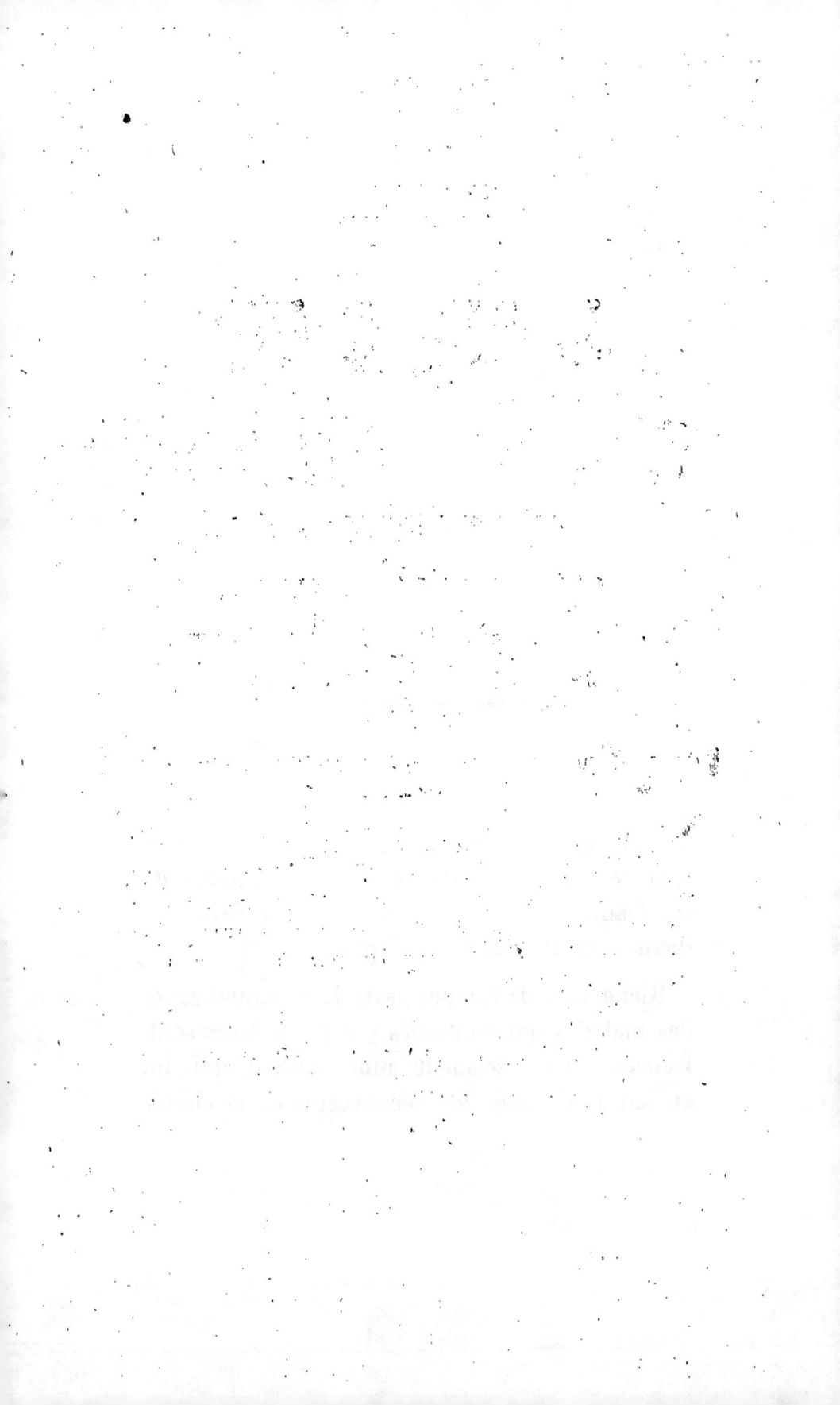

Destiné, par ma profession, à m'occuper de tout ce qui peut intéresser le sort de l'humanité souffrante, j'ai jeté mes regards sur l'eau médicinale et thermale de Capbern.

Riche déjà de l'amour et de la reconnaissance des malades qui sont allés y déposer leurs souffrances, elle réclamait une analyse qui fut en harmonie avec les découvertes de la chimie moderne, qui fit connaître le nombre et la nature de ses principes constituants, proclamât ses propriétés curatives, mît le médecin à même de se rendre raison de ses effets, et lui donnât ainsi le moyen d'en faire judicieusement et avec fruit l'application.

Cette tâche, j'ai cherché à la remplir; et j'avouerai sans faiblesse qu'elle s'est offerte à moi entourée de nombreuses difficultés.

Déjà un grand nombre d'analyses ont été faites sur les eaux thermales de nos Pyrénées. Je suis heureux d'annoncer qu'elles appartiennent en général au talent et à la philanthropie de mon honorable confrère M. ROZIÈRES, de Tarbes. Mais pourquoi faut-il que je les ai vues répétées sans exactitude et sans fidélité, soit dans les traités purement descriptifs de nos montagnes, soit dans les ouvrages spécialement destinés à éclairer l'administration des eaux?

Cet abus est plus grave qu'on ne pense. Car l'analyse devient, pour les médecins étrangers, la première boussole à consulter dans le traitement des maladies qui réclament la puissance réparatrice des eaux thermales; et si leur confiance est trompée, à combien d'erreurs malheureuses la société n'est-elle pas exposée!

La distinction des eaux minérales, l'art difficile de déterminer les proportions exactes de
leurs principes constituants, sont une des bril-
lantes conquêtes de la chimie moderne. Avant
le XVIIe siècle, les faibles et vagues notions ac-
quises sur les propriétés des eaux naturelles
n'étaient dues qu'à l'appréciation de leurs effets
observés et non à la connaissance de leur compo-
sition intime. « C'est un trait bien frappant
» dans l'histoire de l'esprit humain, dit le célèbre
» Fourcroy, que l'antiquité ait complètement
» ignoré l'art de décomposer les corps et que les
» connaissances, ainsi que les instruments chimi-
» ques lui aient entièrement manqué. »

Par ce langage, je n'ai pas l'idée de persua-
der que la science chimique doive guider
exclusivement le praticien dans sa thérapeutique;
ce serait tomber dans l'extrême de la prétention. Le praticien a bien d'autres considérations
à observer et à suivre: la nature de l'affection
qu'il veut combattre, les nuances des tempéraments, les propriétés de l'organisme, l'idyosyn-
crasie des malades, etc., etc.

Mais, si l'on ne peut révoquer en doute qu'elle
ne vienne ajouter à ses connaissances, apporter de
nouvelles lumières à son observation clinique,

lui donner enfin des vues plus rationnelles sur le mode d'action des eaux, lui faisant, pour ainsi dire, toucher du doigt les substances qui les composent; du moins est-il important que les chimistes donnent le plus grand soin à leurs opérations, apportent le plus grand scrupule dans les résultats et ne les rendent point victimes d'un vaniteux et funeste empirisme!

Quant à moi qui n'ai point l'habitude de céder aux inspirations d'une imagination scientifique plus ou moins féconde, j'ai à cœur de témoigner que je n'ai obéi qu'au désir du bien public, et que je présente mes expériences sur l'eau médicinale et thermale de Capbern, sortant de mon laboratoire, et comme la conséquence fidèle d'un travail long et consciencieux.

Si quelques phénomènes ont échappé à mon investigation, c'est que les moyens de recherches, bien qu'augmentés, tous les jours, par le progrès, sont encore insuffisants. La nature est opiniâtre dans la révélation des secrets intimes de sa philosophie. On la dirait jalouse de ses œuvres; et l'art compte lentement ses triomphes sur elle.

Quelques expériences principales ont été faites à la source même, en présence de M. Loustau, de Tournay, ex-médecin-inspecteur. Je saisis avec empressement cette occasion pour rendre un témoignage public et bien senti de mon estime à son mérite particulier et au zèle désintéressé avec lequel il remplissait ses fonctions.

En faisant le tableau des propriétés physiques et chimiques de l'eau de Capbern, je ne pouvais passer sous silence les diverses affections qui sont traitées avec le plus grand succès par son secours; en conséquence, je donnerai une série d'observations médicales, rédigées avec précision et impartialité, la plupart tirées de la pratique de M. Loustau.

Comme tout travail scientifique est aride par lui-même, j'ai senti le besoin de l'entourer d'un intérêt nouveau et de fixer l'attention de tous mes lecteurs. Un aperçu topographique des lieux remplira cette condition. Voisin des Pyrénées, .Capbern ne peut qu'hériter d'une partie de leurs charmes et de leur poësie!!!

Tel est le cadre où se renferme cet opuscule, heureux, si, en servant l'humanité, j'ai pu servir aussi mon pays. Je ne lui demande pour tous mes efforts qu'un sentiment de sa bienveillance!

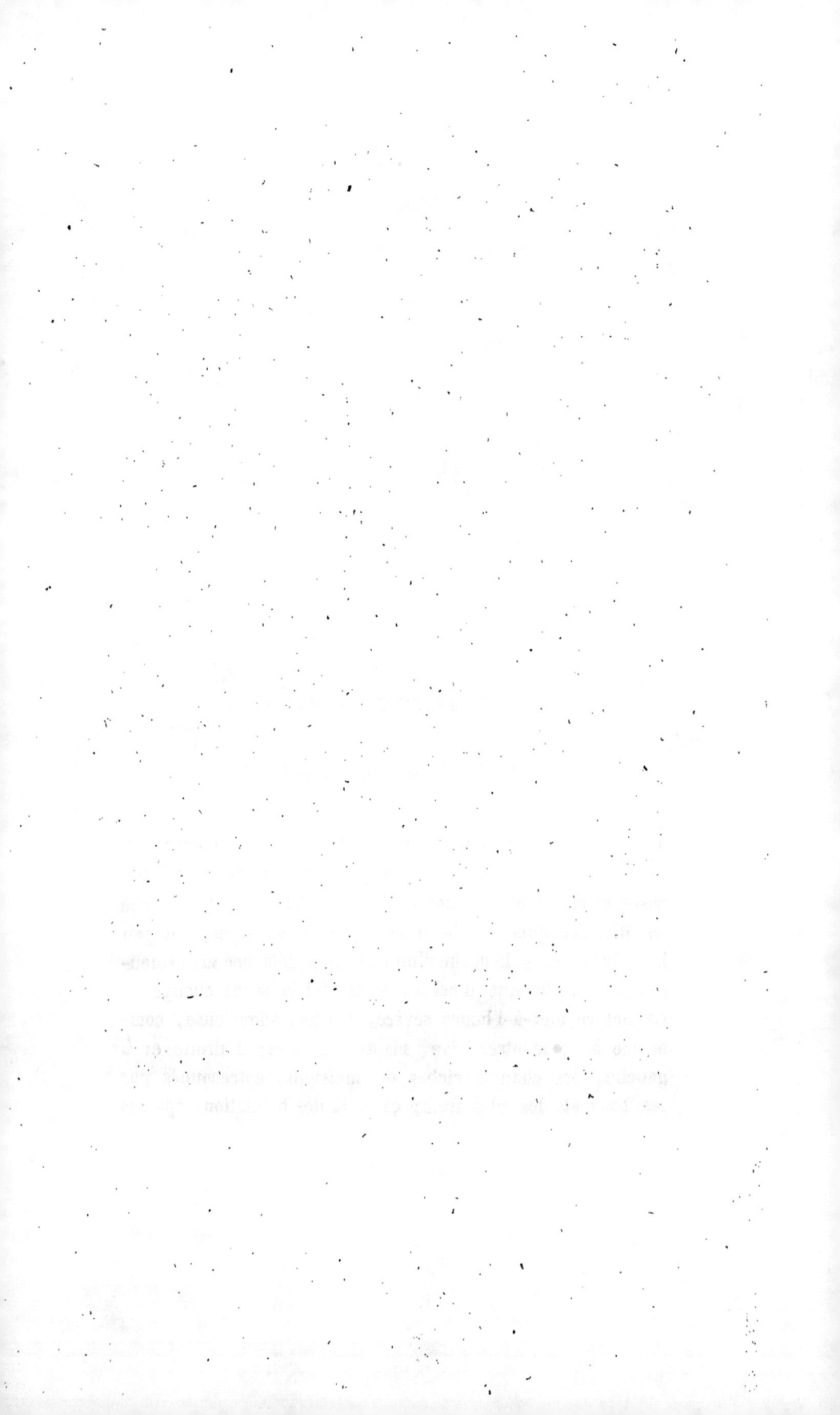

CHAPITRE I.

Capbern et son eau thermale.

Quittez Lannemezan et prenez la route de Bagnères-de-Bigorre. Après une heure de marche, au milieu d'une lande triste et mélancolique, sur un chemin qu'ombrage de distance en distance quelque chêne séculaire, vous voyez, un peu loin, devant vous, la flèche d'un clocher se détacher majestueusement d'un bouquet d'arbres verts. Ici la scène change. — La nature tout-à-l'heure sévère, morne, silencieuse, commence à se montrer vive, riante, animée; à droite et à gauche, des champs riches de moissons, entrecoupés par les bosquets les plus frais; çà et là des habitations éparses

que l'œil ravi surprend avec délices à travers une touffe
de feuillages. Partout un air de vie et de gaîté. — Déjà
se dessinent des maisons aux cheminées blanches et hautes,
aux toits d'ardoise, rangées sur la route, comme l'allée
d'honneur d'un parc royal, étalant dans l'étendue de leurs
deux lignes parallèles, un joli plateau avec sa robe de
verdure. Approchez, vous êtes au village de Capbern (1).

Voyez comme, sous vos pas, il se déploie gracieux, le
front couronné de fleurs ! Il est si fier que vous veniez
visiter sa bienfaisante Naïade ! Il vous fait sa politesse, et
veut vous donner un avant-goût des charmes dont elle brille
et du bonheur qu'elle vous prépare.

Entrez dans le village et suivez le premier chemin que
vous trouvez à votre droite. Il doit vous conduire à la source
thermale, distante d'environ trois mille mètres. A mesure que
vous avancez, votre ame s'abandonne à de nouvelles sensations. Un tableau d'un genre plus relevé, peint de couleurs
plus riches et plus variées, se prépare. Sans vous en douter,
malgré vous, vous vous arrêtez au moment où le chemin
qui tourne se bifurque, et va prendre une pente assez facile.
— Là, un vallon resserré, mais délicieux, se dirigeant au nord,
vient s'ouvrir à vos pieds. Il étale sans discrétion tout ce qu'une
nature délicate offre de grâce et de fraîcheur. Un ruisseau
qui naît avec lui le traverse et rafraîchit son atmosphère.
Une allée touffue, mêlée de chênes, de hêtres, de cerisiers
qu'enlacent, comme une guirlande, le chèvre-feuille et le
houblon, lianes de nos climats, lui sert de bordure et protège
d'une ombre amie sa verte pelouse contre les jours d'été.

Peu à peu le vallon s'enfonce, se rétrécit; mais bientôt il

---

(1) Capbern (Tête-Verte), ainsi nommé à cause de sa puissante et féconde
végétation, en présence de la lande morte de Lannemezan.

S'ouvre de nouveau, et sur le versant du coteau nord-est, au milieu des tilleuls, des acacias et des sureaux odorants, s'élève en amphithéâtre un joli groupe de maisons, bâties de pierre et de plâtre gris; chacune avec son jardin bien cultivé. Ce coup d'œil est à la fois ravissant et enchanteur. — Eh bien! voilà Capbern, au nord-ouest du village auquel il appartient et dont il porte le nom. Voilà ce hameau, l'asile généreux de votre mal et de votre douleur...

Maintenant, reprenez votre course. Descendez à droite la petite côte qui serpente et qui suit le vallon. Remarquez-vous au fond de la gorge cette fumée qui s'élève en une colonne bleue et qui réfléchit les rayons dorés du soleil? Elle s'échappe du sein d'une petite habitation blanchie, assise au pied d'un coteau paré d'une coiffure d'arbres jeunes, comme une paysanne coquette, sur le bord échancré d'un lac fleuri. Là sont les thermes! Là vient sourdre la source thermale! Là repose la Nymphe compatissante! Je ne vous dirai pas ce que l'on éprouve à leur aspect. C'est pour le malade un sentiment d'espoir à la fois enivrant et indéfinissable. C'est tout son avenir qu'il embrasse; c'est le coin bleu de son horizon qu'il avait perdu et qu'il va retrouver pur et sans nuages. L'âme pleine de ces diverses émotions, vous arrivez à Capbern.

CHAPITRE II.

Établissement thermal de Capbern.

Tous les auteurs qui ont fait un livre sur les eaux médicinales
de nos Pyrénées ont cherché à les entourer de l'illusion d'une
haute antiquité. Ils ont proclamé avec emphase leur vieil
usage, leurs cures miraculeuses, les hommages de reconnaissance des grands hommes et des grands peuples passés, et
la réputation traditionnelle de leurs vertus. Il est beau sans
doute de savoir qu'ici les Grecs, plus loin les Romains sont
venus, après tant de guerres et de fatigues, essayer de la
paix patriarcale de nos vallées, qu'ils ont élevé des autels

votifs et rendu leur culte d'amour à la Naïade salutaire qui
a diminué leurs souffrances. Il se peut encore que ces par-
ticularités flattent l'imagination de quelques baigneurs, qu'elles
commandent leur confiance si facile, presque toujours pleine
de préventions; et qu'ainsi elles exercent sur leur santé une
heureuse influence.

Généralement, on aime à fréquenter les lieux où ont
passé les Princes et les Rois; on se croit guéri dans cette
baignoire qui a reçu les membres endoloris d'un homme
illustre. Nouveau sterne, on veut à toute force se pénétrer
d'une malheureuse superstition pour les noms et croire que,
suivant leur célébrité, suivant leur euphonie harmonieuse,
gaie ou sévère, ils ont une puissance marquée sur nos destinées.
On se plaît à ne prendre des phénomènes que la surface
qui luit. Enfin l'on se jette avec plaisir, dans le pays des
chimères. C'est un prestige qui sourit à l'ame : oui, j'en suis
d'accord. — Mais c'est le plus souvent le bonheur à travers
un microscope.

Capbern ne s'enlumine point de tant de clinquant. On n'y
trouve aucun vestige des anciens peuples, ni autels votifs,
ni inscriptions, ni pierres taillées, ni colonnes, ni fragments
de statues. Cependant M. Du Mège nous dit que ses eaux étaient
connues des Romains, et que ceux-ci leur auraient donné le nom
d'*aquæ convenarum* (1). Je n'ai pu recueillir à l'appui aucun docu-
ment positif et incontestable. Toutefois je désire que le fait
puisse se prouver. En attendant, je crois, moi qui ne vais
pas au devant du merveilleux, que leur existence peut ne
pas dater d'une époque aussi reculée et ne pas se perdre
dans la nuit des temps. Et d'ailleurs, qu'importe au fond
une origine plus ou moins ancienne, alors qu'elle ne vient

---

(1) Statistique générale des départements pyrénéens. (Du Mège.—1828).

pas ajouter à leurs propriétés réelles, ni prendre une part décidée dans leur succès. Une telle dissertation, si elle n'était ridicule, serait du moins désœuvrée. Nous ne sommes plus au temps où l'on dresse des autels à la superstition et à l'enthousiasme, où l'on met les préjugés à la place de la vérité. Le vrai triomphe d'une eau thermale est son efficacité constatée par de nombreuses guérisons. — On trouve dans un compte rendu au comité du salut public (an III de la république), sur les eaux minérales des Pyrénées, par l'ingénieur Lomet, le passage suivant : « Entre Tournay et Lannemezan, à peu de distance
» de Tarbes, on remarque les eaux de Cavères ou Capbern,
» qui ont de la célébrité, quoique la nature n'en soit pas
» bien connue. L'heureuse situation de ces eaux se réunit avec
» la faveur dont elles jouissent, pour indiquer la nécessité
» d'y former un établissement public ».

La source de Capbern a été long-temps du nombre de ces sources si nombreuses dans nos Pyrénées, qui ne sont fréquentées que par les habitants de la commune, et qui reçoivent au plus la vénération de ceux du canton. Cependant ses cures souvent réitérées étendirent, dans le département, sa renommée qui en franchit bientôt les limites, et, comme un écho, vogua dans le lointain. Bientôt il y eût concours de malades. — Alors la commune fit construire quelques baignoires en bois, mais mal abritées. M. Laboulinière dans son annuaire statistique du département (année 1807), parle aussi des eaux de Capbern; voici ce qu'il dit : « Ces sources, situées dans
» une gorge très-étroite, entre deux coteaux resserrés à une
» petite distance de Tournay, jouissent déjà d'une grande répu-
» tation, et elles sont fréquentées, chaque année, par un assez
» grand nombre de personnes. On voit à Capbern une ébauche
» d'établissement. Les sources sont recueillies et déversées
» dans sept ou huit baignoires que couvre un édifice assez

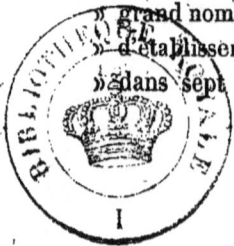

2

» mal construit. Ces baignoires sont la plupart en bois. Il y
» a une fontaine qui coule en forme de douche, et qui sert
» pour les boissons ».

Chaque baignoire était occupée par une nombreuse compagnie d'hommes et de femmes à la fois. C'était comme à Loëche et Schinsaen, en Suisse, où vingt personnes, souvent un plus grand nombre, hommes et femmes, se baignent ensemble sans se connaître, sans s'être jamais vus, et, suivant le désir ou le caprice, jouent, chantent, lisent et mangent dans leur bain.

Pendant bien des années, Capbern a resté dans cet état informe, misérable et sauvage; sans doute, parce qu'il n'y avait sur les lieux ou aux environs, ni observateurs, ni gens de l'art, ni philanthropes, ni enthousiastes admirateurs. Bien plus, la plupart des malades, faute de logement étaient forcés d'aller habiter le village, et bravant la longueur et la fatigue du chemin, se rendaient, tous les matins, à la source. Une, deux, trois chaumières s'élevaient seules à l'entour, et leurs modestes réduits étaient réservés aux habitués. — N'oublions point de signaler toute la difficulté que l'on avait, non-seulement de pourvoir aux besoins ordinaires de la vie animale, mais encore de se procurer les choses les plus indispensables à l'exitence de chaque jour. Et puis, comment, par quelle route arriver à Capbern? Les chemins étaient à peine tracés, véritables sentes boueuses, hérissées de gros cailloux, semées de flaches, de cassis.

Ne vous attendez pas à voir venir les baigneurs transportés par une calèche brillante, une berline soyeuse, un cacolet bien doux. C'est une longue voiture d'osier, couverte d'un drap blanc, traînée par deux chevaux qui vont au pas, et chargée de familles entières, avec leurs bois de lit, leurs matelas, leur pot-au-feu, leur pain frais fait de la veille et leur fromage rond de la montagne. — Plus loin, l'artisan et le paysan riche fermier, accourent de compagnie au petit trot de leur petit cheval, portant en croupe leurs jeunes filles, l'une à la taille comprimée, au teint hâve, aux lèvres décolorées, au front bruni, à la figure souffreteuse, comme si quelques passions avaient soufflé dessus. L'autre, puissante, vive, animée, aux yeux bien gros, venue pour soigner son père et l'aider à se remettre de ses jours trop laborieux.

Bientôt vous entendez le fouet criard et le hi-ho, tour-à-tour monotone, gai ou colère d'un postillon. — Il est monté sur un cheval breton et mène lentement une carriole couverte par une toile peinte de gris ou de vert, et que ne peuvent pénétrer ni le vent ni la pluie. C'est la classe des bourgeois qui s'avance ; c'est la classe des riches, des grands et de leurs belles dames. Oh! que de cris, de gémissements, de plaintes, d'imprécations! Que de maux de nerfs peut-être dans cette carriole!!! A chaque pierre qu'elle rencontre, on se frappe les épaules, on se heurte la tête. Le siége est si dur auprès du coussin si moëlleux sur lequel on reposait la veille. Que voulez-vous? On ne calcule pas avec le mal, et Capbern est là pour l'adoucir!! — La vertu bienfaisante et précieuse de ses eaux a franchi vite tous ces mécomptes, toutes ces tribulations. Leur vogue est allée toujours croissant et le nombre des baigneurs a augmenté en proportion ; les uns conduits par une reconnaissance généreuse, les autres par toutes les espérances d'une guérison prochaine.

Par cela même, Capbern méritait un intérêt particulier. Il était digne d'un établissement thermal qui fut en harmonie avec la confiance qu'il inspirait et l'heureuse situation des lieux ; d'autant plus qu'en 1792, l'état s'était emparé de l'eau thermale et en jouissait comme propriétaire. Il lui appartenait donc de s'occuper d'un monument de ce genre, soit pour le soin si difficile de recueillir les eaux, soit pour les connaissances indispensables à leur distribution et à leur aménagement, connaissances qui réclament le tribut de toutes les lumières publiques. En général, ces entreprises ne peuvent être du ressort des communes. Dans les petites localités, l'intérêt particulier est presque toujours et trop économe et trop tracassier. — Le Gouvernement accomplit cette œuvre honorable, vers la fin de l'année 1817. Le plan et le devis estimatif furent dressés par M. Bonnetat, ingénieur des ponts et chaussées du département des Hautes-Pyrénées. Un spéculateur de Bagnères devint l'adjudicataire des travaux et les fit exécuter, moyennant la jouissance des revenus que donnerait l'exploitation de l'établissement, pendant seize années, c'est-à-dire, jusques à l'année 1854, époque à laquelle les revenus appartiendraient à la commune, qui, au reste, avait repris des mains du Gouvernement, en 1822, la propriété de l'établisssement thermal. Aujourd'hui, ces revenus sont rentrés au pouvoir du Gouvernement, qui a cru devoir les enlever à la commune, vu la mauvaise direction qu'elle leur donnait, et les appliquer lui-même aux améliorations tant désirées et si nécessaires.

Cet édifice, qui se distingue par la simplicité de son plan, est bâti sur la rive droite du petit ruisseau qui descend du sommet de la gorge, au pied du coteau nord-est qui donne naissance à la source. Il est presque tout en pierre de taille. C'est un carré long dont la façade tournée à l'est et couronnée d'un fronton, porte une étendue de vingt-cinq mètres, sur trente de largeur et cinq d'élévation jusques à la corniche. Trois portes en arceaux, placées à côté l'une de l'autre, s'ouvrent et présentent un assez beau vestibule. A droite et à gauche, s'enfuit un corridor que terminent deux croisées extérieures, donnant au nord et au sud. Les côtés des corridors sont occupés par quatorze cabinets de bains tous propres, spacieux et bien fermés. On y trouve aussi une

— 21 —

douche et deux buvettes dont une en face, au fond du vestibule, et l'autre dans un cabinet, à l'entrée du corridor de gauche.

Il se fait remarquer encore, par sa position éminemment pittoresque. Le ruisseau limpide qui coule à ses pieds; le tique-taque sentimental de deux moulins modestes qui posent à son côté, comme une aimable compagne; les coteaux verdoyants qui l'encadrent; la brise du matin, qui le caresse de sa fraîche et douce haleine; le soleil qui vient, seulement à son midi, le réchauffer; deux beaux tilleuls aux larges feuilles, qui se lèvent près de lui et parfument son atmosphère; enfin, trois ou quatre peupliers à la taille svelte, élancée, qui complètent sa parure, lui donnent et lui conservent un air de grâce et de jeunesse. On dirait que la nature et l'art ont voulu rivaliser de beauté.....

L'eau minérale s'échappe, dans la direction de l'est à l'ouest, de la roche calcaire qui compose presque entièrement le coteau et qui se découvre seulement à sa base. Après avoir servi aux usages de l'établissement, elle sort, en grondant, et vient se déverser dans un grand réservoir oblong, d'où elle s'échappe encore une fois, pour alimenter les deux petits moulins à une meule chacun, et placés l'un à la suite de l'autre. Elle se mêle alors au ruisseau, murmure doucement, pendant quelques minutes, sans doute pour recevoir le tribut d'une petite, mais bonne source d'eau vive, qui sourd non loin de là (1). Puis reprend sa voix bruyante pour s'enfoncer dans

(1) Cette source est appelée la *Source-de-la-Meunière*. Il a fallu que le merveilleux présidât à son existence. Voici la légende qu'en fait le peuple de Capbern. — On dit que dans la contrée était une fille meunière, mais belle, quoique à 40 ans, par la grâce de ses formes et la fraîcheur de son teint. Ses compagnes lui portaient envie. Cependant elles étaient parées de leurs vingt ans. Elles cherchaient à comprendre comment ses charmes à elle, dans le retour de son âge, résistaient aux outrages du temps. Car aucun ride ne sillonnait son front; ses

une excavation (1) qu'elle a creusée elle-même, et disparaît
au milieu des arbrisseaux, de la verdure et des fleurs, comme
si elle voulait nous laisser une compensation des regrets de
son absence. — On la trouve plus loin, promenant ses méandres
capricieux. Elle se plaît d'abord dans le vallon de Mauvezin,
fait ensuite sa visite à celui de Gourgues; ce sont des lieux pleins
de charmes qu'elle parcourt avec amour. Mais elle est bientôt
obligée de les quitter; et alors elle court, amante désolée,
se jeter dans la rivière de l'Arros, près du pont de Kersan (2).

La construction de l'établissement thermal contribua beaucoup à l'accroissement des habitations. De nouvelles maisons
s'élevèrent. Leur nombre fut bientôt en rapport avec l'affluence
des étrangers; et ce nombre s'augmente chaque année. Quatre
cents personnes à la fois peuvent y trouver aujourd'hui un
logement, si non brillant de luxe, du moins assez commode.
Cependant, l'on pourrait désirer encore beaucoup mieux.
J'espère que les propriétaires tiendront à cœur et voudront
bien apprécier l'observation que je prends la liberté de leur
adresser, d'autant plus qu'une maison à Capbern est une
spéculation bien sentie et d'intérêt et d'humanité.

cheveux étaient tous noirs; ses yeux encore pleins de feu; son allure légère
et sa taille svelte et mignonne. Or, un jour, c'était de grand matin,
au crépuscule, notre meunière fut surprise buvant à la petite source.
Joie, bonheur indicible!! Voilà l'énigme trouvée. — Il ne fut bruit,
pendant bien long-temps, que de cette découverte; et toutes les filles
de venir de bien loin pour exploiter le grand secret. Bon Dieu! furent-
elles pour cela toutes plus jolies? La chronique n'en parle pas. — Pour
moi, je viens recommander cette source aux baigneurs qui ont
besoin de boire une eau pure, légère, cristalline et facile à la digestion.

(1) Près de cette excavation, on distingue, à droite, dans la pierre
calcaire, une caverne nommée *Grotte-des-Fées* (Tute-de-las-Hades). Cette
caverne n'offre rien de remarquable; elle est due à l'infiltration des eaux.

(2) Ce pont est très-ancien. Jadis il servait de passage pour aller à
l'Escaladieu, avant que la route de Bagnères-de-Bigorre fut tracée.

CHAPITRE III.

Manière de vivre à Capbern.

Si Capbern n'a été fréquenté, pendant long-temps, que par les malades ou les convalescents, aujourd'hui il devient le rendez-vous de cette classe de baigneurs, dont la santé réclame la distraction et l'oubli des affaires, qui voudraient trouver quelque part les délices d'une oisiveté dorée ; qui s'appliquent à varier leurs sensations, à se créer des émotions nouvelles, ne comptant leur existence que par le nombre des besoins qu'ils éprouvent, ou bien qui, fatigués du mouvement trop tumultueux du monde, viennent chercher dans des lieux qu'habite la paix , un relâche au grand spectacle des spéculations et des orages de la vie. — Chacun y apporte ses manières, ses goûts, ses habitudes, son caractère. De là vous imaginez peut-être que cette réunion d'étrangers va former une société comme la société de la petite ville : indifférente, rétrécie, jalouse , égoïste, moqueuse , avec ses joies languissantes et ses plaisirs sans penser ; qu'une étiquette sévère va régner avec son froid individualisme et son implacable analyse. Détrompez-vous ? — Capbern, dans la saison des eaux, offre un tableau de mœurs unique dans notre époque , un tableau ravissant, enchanteur, qui transporte, élève l'ame, et parle naturellement au cœur.

La mode, cette reine sans couronne, n'y exerce point son empire capricieux. On n'y trouve pas de puissances individuelles qui donnent le ton. L'égalité de tous les rangs renaît en quelque sorte. A peine arrivé, on se voit, on se connaît, on se recherche ; on oublie sa retenue, sa discrétion habituelle ; on s'épanche avec confiance, avec laisser-aller ; on se livre sans façon à une causerie intime ; on parle sans crainte de trahir son idée. Voyez-vous ces deux personnes qui se pressent les mains , ce sont deux amis de la veille ! Les voilà déjà en rapport de sentiments. — Ils se disent avec effusion, avec amour, les regrets et l'espoir qu'ils ont laissés , en s'éloignant de leur foyer ; les souvenirs délicieux qu'ils ont emportés, et surtout le souvenir de ces adieux qui flottaient, lors de leur départ, dans les plis des mouchoirs agités ; adieux enivrants où se sont concentrés tant de soupirs, tant d'élans de cœur, tant de désirs de se revoir !

Plus loin, on s'entretient de ses maux, de ses souffrances. On s'encourage, on se console. Le plus fort offre le bras au plus faible , et la douleur, lorsqu'elle est partagée, ne pèse plus autant ; le calme de l'esprit revient ;

l'inquiétude s'enfuit ; les pensées soucieuses se dissipent ; l'imagination ne crée plus de fantômes ; les heures s'écoulent rapides , et la guérison se hâte... Oh ! c'est que vous êtes sous un ciel beau , à Capbern ; vous respirez un air plus léger , plus subtil , un air vivifiant qui purifie ! Ne voyez-vous pas que l'ame se dégage de son enveloppe grossière, s'affranchit de ce cortége hideux des passions qui composent sa vie de tous les jours , et qu'elle reprend sa nature noble et sublime , pour se livrer aux transports les plus généreux ?

En effet , l'amitié avec sa franchise , la fraternité avec son obligeance , vous tendent la main. Vous trouvez sur vos pas la philanthropie et son dévouement , la familiarité et son abandon; point de ces calculs d'amour propre et de vil intérêt, qui flétrissent et dessèchent tout. Ce sont des affections qui se forment sans ambition , et qui par cela durent long-temps. On ne les dépouille pas en un jour , comme un vêtement usé. Chaque année les ramène avec une joie nouvelle. Enfin, pour tout dire, Capbern, c'est l'intérieur d'un ménage embelli d'une simplicité homérique. C'est toute une vie de famille, avec le calme et l'honnêteté de ses mœurs, avec ses illusions, sa sainteté et ses charmes...

Après avoir pris leur logement, les baigneurs vont consulter ordinairement le médecin-inspecteur, chargé d'éclairer l'administration de l'eau médicinale. Il en est cependant qui négligent ce soin, et qui souvent ont la prétention de vouloir se guider eux-mêmes. Je crois devoir les avertir combien il est important de prendre avis, pour le traitement à suivre, de l'homme de l'art, qui, par une longue expérience, a su apprécier l'action de l'eau thermale, et peut avec discernement en diriger l'emploi, suivant la maladie, le tempérament, le jeu de l'organisme. L'eau de Capbern ne saurait être prise en boisson à toutes les doses, sans inconvénient.

Son usage en bains et demi-bains a besoin d'être réglé; et leur température surtout mérite la plus grande attention. Mal appropriée, elle peut occasionner des désordres fâcheux.

On se fait inscrire ensuite sur le registre que tient le chef baigneur de l'établissement, et l'on prend heure pour le bain. Je désirerais que cette mesure fut générale. Le service serait plus régulier, se ferait plus exactement et le malade s'en trouverait beaucoup mieux. Car il arrive souvent que celui qui n'a point d'heure fixe ne peut se baigner, quelquefois, que le soir, obligé qu'il est d'attendre que la foule privilégiée se soit écoulée. Cette manière de prendre les eaux est rarement salutaire.

Le matin est destiné aux soins de la santé. On s'occupe exclusivement de suivre les médications prescrites. Éveillé agréablement par le chant des oiseaux que domine le sifflet aigu du merle, ou le chant flûté du l'horiot, venu dans nos climats, par une douce brise du printemps, chacun se lève de bonne heure.

On trouve à l'établissement un grand nombre de baigneurs à la fois. A les voir se presser au tour de la buvette, vous diriez qu'ils boivent la vie à grands flots. Puis ils vont, viennent, sortent, rentrent, s'en vont encore; c'est ce qu'ils appellent *promener l'eau.* Pendant ce temps, d'autres sont au bain et se livrent, heureux de leur soulagement, aux accords ou aux éclats de la voix. Ceux-ci, formés en cercle, s'occupent d'une partie de plaisirs, qui se prépare pour la journée. Ceux-là se rappellent avec un sourire bruyant les aventures fortunées, les sensations des promenades de la veille. Il y a sur toutes les figures espoir et sécurité. — Vraiment ces colloques animés, ces chants mêlés du son aigre des sonnettes des bains, ce mouvement hygiénique mesuré, ce concours d'étrangers de différents pays, avec leurs costumes variés,

donnent à ce séjour un aspect particulier, curieux et pittoresque.

Et le facteur de la poste aux lettres. — N'allons pas
l'oublier; c'est la partie la plus piquante du tableau. Il
arrive, tous les jours, d'assez bon matin, à huit heures,
si vous voulez; là, dans le vestibule. Aussitôt, il est entouré, serré, étouffé, pour ainsi dire... Il est, enfin, le bien-
venu, le bien-aimé de tous. Chacun attend avec impatience que
son nom soit prononcé. Chacun veut avoir plaisir ou peine.
Aujourd'hui, il ne tire de sa boîte de cuir qu'un papier vert
satiné, une lettre mystérieusement fermée. On la saisit avec
transport; on l'ouvre, on la parcourt avec ivresse. C'est la lettre
d'un père, d'un frère, peut-être d'un ami de cœur. C'est sans
doute son arrivée qu'elle annonce, et l'on est heureux. — Et
le facteur donc! comme il est fier d'avoir été le porteur de ce
joli message, de ce message parfumé! Croyez bien qu'on le
caresse, et qu'on lui dit avec gracieuseté un revoir que bien
de gens envieraient. — Mon amour est grand pour cet homme
public; et le lecteur lui-même m'en saura gré. Car partout
on l'appelle, on l'attend, on l'accueille. Toutes les
portes lui sont ouvertes; seul il s'entoure de toutes les émotions;
seul il connaît la devise de tous les cœurs; et comme le
dit un auteur contemporain, le facteur de la poste qui porte
des lettres, c'est aussi bien qu'un employé de la banque qui
porte de l'argent.

Voilà le matin de Capbern, voilà sa baignée. Le reste de
la journée est donné au passe-temps d'un jeu modeste et
aux charmes des promenades à pied ou à cheval.

Mais l'eau thermale excite vivement la fibre de l'estomac; on
est sûr de faire un repas qu'assaisonne un appétit décidé, et
avant de commencer les courses de la journée, il faut au moins

prendre des forces. Bien de gens peut-être me crieront :
anathème ! de ce que je passe si légèrement sur les délices d'une
table bien servie. Nouveaux Lucullus, ils placent cette jouissance au-dessus de toutes les autres. C'est mieux pour eux
que le paysage le plus riche, le site le plus riant, que les
illusions les plus douces ; et ils sont étonnés que je laisse
dans le silence le monde de leurs sensations... Pardon ! mais
il est si pénible d'avouer cette fatale puissance qu'exerce
sur une époque de progrès, un bon dîner avec son flacon
corrupteur de baume ou de grave. — Cependant, je veux
rentrer en grâces, et je leur offre le classique poulet sauté,
le romantique Vol-au-Vent de Michel Hick (Allemand d'origine, le véry de Capbern)..

On pourra manger chez lui le veau juteux de Lannemezan,
le mouton succulent et tant vanté de Trie, les truites fraîches
et appétissantes de l'Arros, portées par les pêcheurs de
Sarlabous, et la fraise aromatique et la framboise parfumée
des coteaux de Capbern.

Quelquefois, lorsque le soleil rappelle à lui ses derniers
rayons égarés, que les ombres de la nuit commencent à s'étendre
sous un ciel étoilé ; on se dispose encore à la promenade·
On veut en jouir à l'heure où une brise fraîche, odorante,
voluptueuse, se glisse furtive et se joue à travers le feuillage
des marronniers et des tilleuls ; lorsque la lune, ce beau lys qui
fleurit si loin de terre, reflète çà et là sa lumière d'argent,
et jette sur tous les objets une teinte mélancolique ; lorsque
l'ombre des chênes et des hêtres se dessine longue sur la
pente gazonnée du coteau voisin ; au moment où le rossignol,
cet amant des veilles, module sa voix d'amour et de ten-
dresse dans le buisson ; au moment, enfin, où la petite
grenouille montre sa tête verte au-dessus des joncs et psal-
modie son chant langoureux. — Pour les ames privilégiées,

pensives, enthousiastes, amies des rêveries, des images rieuses, rien n'est délicieux comme une belle nuit d'été; et la nature se couche si poétiquement à Capbern !!!

Ou bien, toute la société de chaque maison se réunit. On décide, comme en famille, des plaisirs de la soirée. Point d'art, point de recherche, point de gêne, point de prétention étudiée, tous les rangs se confondent.

Voyez ce groupe formé autour d'un foyer. Il se livre aux charmes d'une causerie gaie ou sérieuse, spirituelle ou folâtre. L'artiste, selon son genre, vous fera partager ses diverses impressions. — Le savant vous mènera dans le pays lointain; vous le suivrez dans ses voyages; vous observerez avec lui; vous connaîtrez les merveilles de notre globe. — L'historien, l'homme de lettres vous donneront un aperçu ingénieux de la vie intellectuelle et morale de chaque peuple. Ils détacheront de leurs souvenirs quelques récits intéressants, curieux. — Ensuite viendra une femme aimable, aux manières douces, au sourire frais et velouté. Elle vous dira les anecdotes fleuries de la ville qu'elle habite, les intrigues du jour avec leurs péripéties romanesques, et vous l'écouterez avec enchantement. Elle ajoutera quelques saillies piquantes et fera quelques fines allusions, dont personne galamment n'aura le droit de se fâcher. — Le Loustic de la contrée divertira aussi la société par ses lazzis et ses jeux de mots, où il jette, comme il peut, la souplesse de son esprit et la sensibilité par fois grotesque de son cœur. — Enfin, ce sera le tour de la jolie villageoise de la montagne. Elle vous chantera d'abord sa chanson favorite et patoise d'amour pastoral. Puis, sous un air modeste, croyant et ingénu, elle vous racontera une aventure dont elle est toute impressionnée; une aventure bien terrible, croyez-le, qu'elle a entendu réciter par sa vieille grand'mère, pendant les longues veillées d'hiver, auprès d'un foyer qui pétille ; une aventure qui s'est passée dans une maison près du cimetière où repose une jeune veuve dont la mauvaise étoile a hâté le sommeil éternel ; qui a jeté tout le hameau dans la stupeur, et dont on parle encore ; mêlée d'un bruit strident, comme celui d'une chaîne qu'on agite, d'une lumière qui flamboie à des heures déterminées de la nuit, de portes qui s'ouvrent et se ferment avec fracas, de l'apparition soudaine d'un être aux formes bizarres, et dont toute la fantasmagorie nocturne n'a disparu infailliblement qu'avec les signes de croix et le cierge pascal. Triste rêve d'une imagination faible, superstitieuse, digne tout au plus des temps ténébreux d'Urbain-Grandier et de Lavoisin (1).

Dans la même salle, autour d'une table ronde, est une bonne compagnie, aux mœurs douces, les yeux arrêtés, fixes sur un, deux, trois, quatre cartons peints de rouge ou de vert, les oreilles tendues et attentives au numéro qui va sortir. Vous devinez sans peine que, comme nos respectables aïeux, elle se livre aux chances de l'infaillible et vertueux *loto*; quoiqu'il y ait des gens qui prétendent que la démoralisation l'a tué. Ne vaudrait-il pas mieux dire que son anéantissement sera un jour la conséquence nécessaire de cette révolution réglée qui pèse sur les choses humaines. — Plus loin, on combine le paternel et sentimental mariage. — Enfin, c'est une table d'écarté qui appelle et rassemble ses favoris. Mais jamais une ambition intéressée, le plus souvent ruineuse, n'y fait franchir les bornes d'un jeu décent et honnête ; et je ne conçois

(1) Aujourd'hui ces scènes affligeantes cessent d'avoir autant de crédit. La population des Pyrénées est trop vive et trop spirituelle pour rester en arrière du progrès. Une raison sage, éclairée, préside ses pensées, ses actes ; et l'on ne voit plus, dans nos campagnes, les visions absurdes passer de père en fils, comme un héritage précieux.

pas comment il y a des gens qui jettent tout leur avenir aux
caprices du sort, comme aux tourbillons d'un vent d'orage;
car, à cette idée qu'on pourrait le perdre, on frémit et on
se sent pâlir. — Cependant ce courage est aujourd'hui de grande
mode. Malheur ! délire ! folie !

S'il arrive qu'un de ces musiciens ambulants, un joueur
d'orgue de barbarie, descende à Capbern, et qu'au moment
de ces soirées, il fasse entendre sa mélodie, tour-à-tour
enjouée, mélancolique, majestueuse. Jeu, chant, conver-
sation, tout s'arrête à la fois comme par enchantement. On
est dans l'extase du ravissement et de la surprise. On écoute. —
Bientôt notre Orphée est introduit. La réunion prend immédiatement un aspect nouveau, difficile à décrire, un aspect
empressé, vif, bruyant, animé. Le quadrille est aussitôt
formé et la danse commence. Mais les heures de la nuit se
hâtent... Il est temps de prendre du repos, de courir à un
sommeil calme, bienfaisant; et l'on se dit un adieu amical,
jusques au lendemain qui doit amener des jouissances nouvelles.

CHAPITRE IV.

Promenades à Capbern et ses environs ;

Mauvezin , l'Escaladieu.

Péré est un petit village que l'on trouve à cinq ou six mille mètres de Tournay , sur les bords et à droite de la route qui se dirige vers Lannemezan. Un poteau , dont le temps a presque détruit la couleur verte , indique au voyageur que le chemin qui va au village doit aussi le conduire à la source thermale. Ce chemin qui d'abord monte tortueux, sur les flancs d'une lande nue à fond de bruyères , s'abaisse ensuite insensiblement et glisse avec ses contours à travers des champs riches de végétation , jusques aux maisons de Capbern. Il prend le nom de *côte de Péré*. Cette avenue est la promenade de prédilection des baigneurs.

3

Aimez-vous les effets de la nature, tour-à-tour gracieux, pittoresques, hardis, admirables ? C'est là qu'il faut aller, lorsque les rayons du soleil chatoient ; que l'air est tiède ; que le ciel est pur et bien bleu !...

A peine avez-vous dépassé la dernière maison de Capbern, assise sur la côte, que votre œil surprend au nord-est un plateau bien frais, bien riant, avec ses cabanes couvertes de chaumes, rangées en file, comme les chalets des montagnes ; avec ses clairières de genêts aux fleurs jaunes que l'on prendrait pour des papillons d'or ; avec ses champs plantés de blé et de millet ; ses bouquets d'arbres, ses gras pâturages ; et où l'écho du soir répète la chansonnette naïve du berger qui ramène au bercail ses brebis blanches et noires, le fidèle Farou en tête. C'est le *joli plateau de Hybareyte*. Le murmure de l'eau minérale qui baigne ses pieds, ajoute à la grâce de son paysage. — Allez en avant... Il se déploie, vous montrant à ses côtés, comme par coquetterie, une vaste forêt de chênes, dont la couleur sombre fait ressortir sa verdure.

Plus haut, la nature capricieuse vous prépare un tableau d'un autre genre. Et d'abord, n'oubliez pas de donner un sourire à cette source d'eau vive qui s'échappe du sein d'une prairie pour venir couler limpide sur votre passage. Puis regardez. — N'est-ce pas que vous êtes surpris de l'apparition du Pic-du-Midi qui s'élève là bas tout-à-coup comme un fantôme, le front tantôt chauve, décharné et brun, tantôt brillant, couronné d'une auréole de neige, dominant avec orgueil tout ce qui l'entoure ? A chaque pas, à chaque nouveau contour de la côte, la scène s'enrichit.

Bientôt se découvre toute la chaîne des montagnes, sentinelles escarpées de ces riches vallées qui se déroulent comme un tapis vert. Montez, montez encore. — La décoration change, ainsi que sur un théâtre, au sifflet aigu du machiniste. Près de vous, sur ce monticule, un vieux fort vous présente ses ruines et son avenue de maisons grises, alignées comme une rue ; *c'est le village de Mauvezin et son château*. A gauche, sur le même plan, un clocher, à la flèche élancée, se dessine au milieu d'un chaperon d'arbres verts ; c'est celui du village de Capbern. Vous le revoyez avec plaisir. On dirait qu'il se montre là, tout exprès, pour prendre sa part des merveilles du tableau. — Plus loin, en face de Mauvezin, sur une colline, une longue rangée de chênes, symétriquement plantés ; ce sont les palomières de Bagnères-de-Bigorre. Déjà l'horizon s'élargit... Vous êtes frappé de la belle perspective qui s'ouvre à l'ouest. Ces groupes de villages, Gourgues, Artiguemy, Cieutat, Lacomes, Espouy, Ricaud, Poumaroux et d'autres, aux maisons blanchies, comme des villas italiennes, jetés çà et là, sur les coteaux, sur la plaine ; encadrés par une nature parée de tous les charmes d'une jeunesse rieuse et fleurie, vous ravissent en extase.

Enfin, vous voilà à la hauteur de la côte, au milieu de la lande de Capbern. La toile est levée !... Contemplez à loisir toutes les beautés de cet ensemble grandiose et harmonieux. — Aucun portrait ne vous échappe. Sur tous les points, autour de vous, mouvement, gaîté, richesse, bonheur ! Et à vos pieds, là, sur cette lande désolée ; silence, pauvreté, tristesse, solitude !! Quel contraste grand, sublime, pour celui qui médite et sait comprendre ! Touchant emblème de la vie, de cet océan de misères, dont les bords sont couverts de fleurs et de parfums ! Oh ! vous n'avez pas assez de vos sens pour jouir de toute la magie du point de vue ; votre ame ne peut contenir toutes les émotions qui y affluent. — Au milieu de tant d'enthousiasme, qui n'envierait le luth de Byron ou du chantre d'Atala, la muse de Victor Hugo ou de Lamartine !!!

Si vous continuez votre course en suivant à gauche le sentier qui traverse la lande, vous arriverez au château de Sarraméac, d'où l'on peut encore jouir d'un horizon beaucoup plus vaste. Par un jour bien pur, on aperçoit une partie de la plaine de Tarbes, si jolie, si variée, avec toutes ses richesses. La vue s'étend encore jusqu'au département du Gers. On peut distinguer la flèche élancée du clocher d'Auriebat. — Ce château s'élevait jadis pour la féodalité, puissant de ses tours, de ses créneaux, de ses redoutes. Il conserve encore quelques débris, tristes souvenirs de ce temps de fanatisme et de servage. Une sage tradition rapporte qu'il devint la proie des flammes, au moment où chaque corvéable venait y apporter le fruit de ses sueurs, et que cet incendie fut une belle volonté du ciel.

Dans une direction opposée à celle que l'on vient de suivre, on remarque une autre promenade fort agréable; c'est la côte de la Castagnère, que nous avons déjà parcourue en venant du village de Capbern. Lorsque le soleil est à son zénith, que ses rayons sont bien chauds, que la terre est embrasée; on va y chercher un aimable demi-jour, que des arbres variés entretiennent de leurs branches entrelacées et de leur feuillage épais; au milieu d'une ombre délicieuse, d'un vent frais et d'une atmosphère parfumée de l'aubépine, du chèvre-feuille et de l'églantier. Vraiment on y respire à l'aise et le cœur s'y épanouit...

On trouve encore au-dessus de l'établissement thermal quelques sentiers, à peine tracés, qui circulent dans un taillis de chênes, de hêtres, de noisetiers, et que certains promeneurs aiment à parcourir. La violette modeste, la fraise écarlate, le viorne fleuri, les menthes odorantes, y forment une élégante bordure. L'un de ces sentiers, dit-on, a été surnommé *l'Allée-des-Soupirs*, parce qu'il va s'abriter dans un petit bassin couvert d'une pelouse toujours verte, ombragé par une touffe de hêtres et de châtaigniers, entouré de pentes gazonnées, embelli des fruits rose et pourpre des pommiers et des cerisiers, où le soleil craint de paraître, et que l'on prendrait pour l'asile du silence et du mystère. — Soyez plutôt de mon avis...

Nous apprenons de L. Aimé-Martin, que deux amants en Allemagne étaient à la veille de s'unir. Ils promenaient sur les bords du Danube. Une fleur, d'un bleu céleste, se balance sur les vagues qui semblent prêtes à l'entraîner. La jeune fille admire son éclat et plaint sa destinée. Aussitôt l'amant se précipite, saisit la tige fleurie et tombe englouti dans les flots. On dit que par un dernier effort, il jeta cette fleur sur le rivage, et qu'au moment de disparaître pour jamais, il s'écriait encore : *aimez-moi, ne m'oubliez pas*. — Depuis ce temps, la fleur est appelée *souvenez-vous de moi*. Eh bien ! cette petite fleur, à la tête d'azur, vous la rencontrez dans l'ombre, au fond du sentier. Vous craignez de la fouler. Sa vue vous rappelle cette touchante et triste aventure, qui vous arrache des soupirs de regret et de douleur. Aussi était-il naturel que le lieu où elle croît, fut honoré d'un nom qui exprimât votre sentiment ! Je veux vous indiquer cette *Allée-des-Soupirs*. Elle prend naissance à l'entrée de la côte de Péré, à gauche, près d'un petit jardin. Vous la suivez, tenant toujours votre droite.

En prenant la route qui mène à l'établissement thermal, vous entrez, après avoir dépassé le premier moulin, dans un chemin fort étroit, qui s'élève sur le versant du coteau opposé. Ce chemin, traversant des landes et des bois, ne tarde pas d'être très-difficile, et pour ainsi dire, impraticable.

Il est tracé pour conduire à la source dite *le Bouridé*, où l'on arrive après une demi-heure de marche. Cette source est située au nord, nord-ouest de Capbern, presque à la base d'un coteau agreste et sauvage. Elle est prodigieusement abondante. Elle sort de la roche calcaire. L'ouverture d'où elle s'échappe est énorme. On la prendrait pour l'entrée d'une caverne. Près de cette ouverture, est placée une baignoire en bois, qu'abrite une cabane en branchage. Non loin, est une autre cabane plus petite, où repose une marmite en fonte, destinée à chauffer l'eau pour le bain. La classe pauvre vient ordinairement se plonger dans cette baignoire, exposée à toutes les intempéries de la saison.

Le Bouridé jouit d'une certaine réputation pour les maladies rhumatismales ; quelques baigneurs de Capbern même y envoient chercher de l'eau pour l'employer en lotions. Je ne sais trop pourquoi ce culte d'amour est rendu à cette source. M. le médecin-inspecteur nous a assuré n'avoir jamais constaté une guérison opérée exclusivement par son secours. Je suis d'autant plus porté à le croire, qu'elle m'a paru ne pas différer des sources d'eau commune. Sa saveur, son odeur, son toucher, ne m'ont présenté rien de particulier. Sa température, que j'ai examinée au mois d'octobre 1855, avec deux thermomètres bien concordants, m'a donné 11° 1/2, comme la température du ruisseau qui coule au pied du coteau. De plus, l'essai par les réactifs, ne m'ayant offert aucun intérêt bien marqué, je n'ai pas cru devoir pousser plus loin mes recherches. Maintenant, c'est à l'expérience médicale de décider si le Bouridé doit ses vertus à la prévention, ou bien à la fiction, plutôt qu'à la vérité. Son nom lui vient, sans doute, du bruit qu'il fait entendre au moment de sourdre.

Si la chasse peut devenir une agréable distraction pour

les étrangers, je leur assure de nombreuses jouissances à Capbern. Ses landes sont amplement pourvues de perdrix rouges, et l'on n'a pas besoin de se fatiguer pour les poursuivre.

— La plaine de Lutilhous, plantée de millet, leur offre une riche moisson de cailles. Il n'est pas de jour, dans le mois de septembre, où les chasseurs un peu adroits ne reviennent, leur gibecière pleine de ces oiseaux pulvérateurs, oiseaux de passage, à la démarche furtive et coquette, au tempérament lascif, au cri d'amour si perçant, dont on voit des troupes nombreuses traverser les mers du nord, pour aborder dans nos climats tempérés, par les belles nuits du printemps ou de l'automne, au moment du développement des récoltes et de la génération des insectes. — La chasse du lièvre au chien courant y est surtout en grand honneur. A peine le crépuscule du jour s'annonce, que vous êtes quelquefois éveillé par les fanfares qui réunissent la meute et auxquelles se mêlent les cris bruyants des chasseurs. Je ne puis vous dire tout ce qu'il y a de plaisir à entendre le bruit sonore du cor, en ce moment de la nuit. L'ame reposée est délicieusement émue...

Lorsque les baigneurs ne sont plus attachés à l'urne de leur Naïade et qu'ils ne conservent de leurs maux qu'un faible souvenir, ils se livrent ordinairement aux courses lointaines, et vont aux environs de Capbern, chercher des sensations nouvelles. Le château de Mauvezin et l'abbaye de Lescaladieu deviennent le plus souvent le but de leur promenade. Pour les visiter, on fait en sorte de se réunir en nombre. On marche en caravane, et le voyage est plus joyeux, plus animé. — Ces lieux sont sur la route départementale qui va de Lannemezan à Bagnères-de-Bigorre. Il faut une heure et demie de marche. On peut s'y rendre par deux voies différentes : aller prendre la route au village de Capbern,

ou bien suivre le sentier battu qui mène au Bouridé, et de
là, monter le chemin tracé sur le coteau opposé; chemin
caillouteux et fort pénible. Pour l'agrément de sa course,
il vaut mieux prendre la grande route, toujours facile et
variée par ses points de vue.

Après avoir traversé le village de Mauvezin, vous avez
en face le château qui pose sur une éminence ; sa teinte
sombre contraste admirablement avec l'aspect riant des
paysages qu'il domine. Lorsque l'on voit sa tour svelte, ses
noirs créneaux et ses murs d'airain qui semblent résister au
temps et qui passeront bien loin encore d'âge en âge, on
aime à y chercher l'empreinte des temps passés; on voudrait
y lire les grands exploits, les traits de bravoure dont il a
été le témoin, les combats sanglants, les luttes acharnées
dont il a dû souffrir ; mais ce ne sont plus que des ruines,
et des ruines mystérieuses. Il faut chercher dans l'histoire,
les jours glorieux de cette fameuse citadelle. Voici ce que
j'ai pu recueillir.

Le château de Mauvezin fesait originairement dépendance
du domaine des comtes de Bigorre. Bozon de Mathas le
donna en otage dans l'année 1232, et le comte Esquivat le
remit au pouvoir de Roger, comte de Foix, en 1256. Plus
tard, il fut incorporé dans le Nébouzan.

Ce château avait des forces puissantes. Il était, dans
ce temps-là, considéré comme imprenable, et jetait la terreur
dans les contrées voisines. Froissart nous dit : « sur la rivière
» de Lisse sied une bonne grosse ville fermée, qu'on appelle
» Bagnères. Ceux d'icelle ville avoyent trop fort temps. Car
» ils étaient guerroyés et hariés de ceux de Malvoisin,
» qui sied sur une montagne. » Cependant le duc d'Anjou
en fit le siége en 1373, et força Raymonet de l'Épée,
capitaine Gascon, qui l'occupait pour les Anglais, à lui en

faire la remise. Le siége dura six semaines. De part et d'autre
éclata la plus grande bravoure. La reddition fut amenée,
parce que l'assiégeant parvint à priver les assiégés de l'eau
qui alimentait la place et que leur fournissait un puits
extérieur. On croit qu'un comte de Foix, Gaston-Phœbus, (1)
releva ce vieux fort. On y voit encore cette inscription :
Phœbus mé fé. Il prit le nom de Mauvezin (mauvais voisin),
dit un auteur inconnu, à l'époque où les Anglais s'en étaient
rendus maîtres.

Avant de descendre la longue côte de Mauvezin, admirez
ces vallons, où une nature fraîche, élégante, délicate, étale
toutes les merveilles de sa riche parure, où se dessine
une écharpe de nombreux villages, où l'Arros vient avec
amour promener ses méandres tranquilles ; un peu au-delà,
cet amphithéâtre de montagnes, dont les cimes élevées jettent,
comme des ventilateurs, un air vivifiant, et dont les glaciers
et les neiges sont la corne d'abondance, d'où tombent la
richesse et les fleurs. Votre œil se détache avec peine de ce
tableau. — C'est un panorama plein de vie et d'ame, bien plus
attachant que la vue de ces toiles célèbres, où se retracent
tant d'événements en renom, et la peinture que je pourrais
en faire, serait toujours faible, à côté des sensations que
l'on éprouve. — Beaux lieux ! je regrette de ne pouvoir offrir
que vos silhouettes, Il faut vous voir en face avec tous vos
trésors et toutes vos inspirations ! !

Maintenant, suivez votre route. Bientôt vous apercevrez au
fond d'un bassin très-resserré, triste et presque sauvage,
l'antique abbaye de l'Escaladieu, bâtie sur la rive gauche de

---

(1) C'est ce Gaston-Phœbus qui répudia Agnès sa sœur et qui fut
le bourreau de son fils, le dernier rejeton de sa race. Il mourut
quelque temps après ces actions infâmes, d'une attaque d'apoplexie
foudroyante, dans son château d'Orthez.

l'Arros, au pied de la forêt de Kersan, qui l'abrite des vents du sud-ouest.

Ce monastère, de l'ordre des Citeaux, avait été fondé en l'année 1236, par Forton, de Vic, sur le territoire de Campan, entre Grippe et S.te-Marie. Il fut transporté, en 1242, à l'Escaladieu, et s'y établit sous la protection de Béatrix, comtesse de Bigorre, et de Pierre, vicomte de Marsan, son époux, qui lui prodiguèrent leurs dons. Il fut enrichi, en même temps, de biens considérables. Bernard II, prieur de Sarrancolin, lui fit cession et donation, conjointement avec ses moines, des revenus de Pinas. Les anciennes abbayes de l'ordre de S.t-Benoît, voulurent aussi concourir de leurs fonds et revenus, à l'établissement de ce nouveau monastère.

La sévérité et la régularité de ses principes, la culture de toutes les vertus et la pratique d'une foule d'austérités, les unes plus mortifiantes sans doute que les autres, le mirent en grande réputation. Des hommes pieux, riches et distingués, vinrent y chercher un asile. Une propagande, habilement dirigée par les moines, fit éclore beaucoup de monastères de cet ordre, dans le midi de la France et en Espagne. Les abbés Durant et S.t-Raymond, de S.t-Gaudens, sortis de l'Escaladieu, fondèrent les monastères de *Yergo*, *Hittero* et *Calatrava*, et en furent les supérieurs. Celui de *Calatrava* a donné naissance à l'ordre de chevalerie de ce nom, et dont les chevaliers portèrent le scapulaire blanc, jusqu'à Benoît XIII, qui les en dispensa.

C'est à l'Escaladieu que fut dressé par Vital, proto-notaire du S.t-Siégé, le procès-verbal de la vie et des miracles de S.t-Bertrand, évêque de Comminges. A la suite de ce procès-verbal, S.t-Bertrand fut canonisé sous le pontificat d'Alexandre III.

Pétronille, comtesse de Bigorre, célèbre par ses cinq maris, voulut se retirer du monde, vers la fin de sa vie, et choisit l'Escaladieu pour sa retraite. Elle y mourut en 1251, après avoir fait un testament fort curieux, où elle commence par le dénombrement de ses dettes, faisant mention, entr'autres créanciers, de Vital Gascon, de Tarbes, auquel elle devait dix-huit sous pour une paire de souliers qu'elle avait reçus de lui et qu'elle avait envoyés à la reine d'Angleterre. Elle ordonne encore, par cet acte de dernière volonté, de déposer son corps à l'abbaye de l'Escaladieu, à laquelle elle donne tous ses vases d'or et d'argent, ses habits et draps de lin ou de laine, ses joyaux et meubles précieux qui étaient pour le service de sa personne ou de sa chapelle, et ses reliquaires d'or, d'argent et de soie, avec ses anneaux et pierres précieuses.

Esquivat, fils de sa fille Élis, fut son héritier au comté de Bigorre. Par son testament, fait à Olite (Navarre), en l'année 1283, il voulut que son corps fut transporté et enterré à l'Escaladieu, auprès de ses aïeux. Plusieurs autres comtes de Bigorre y reçurent aussi les honneurs d'un tombeau.

Cette antique abbaye a subi le sort de toutes ces fondations religieuses, où la vraie ferveur venait autrefois lever les mains au ciel, où des ames pieuses accouraient se nourrir de cette atmosphère de solitude qu'habite la prière, au milieu d'un silence extatique ; et qui ne sont plus aujourd'hui qu'une retraite stérile, désolée ; qu'un vaste sanctuaire veuf de ses fidèles. M. Nérac, de Bordeaux, en est devenu le propriétaire, depuis quelques années. La partie du bâtiment qu'il habite, pendant les beaux jours, représente une maison de luxe. On y voit des appartements élégants et très-bien meublés. Le reste du bâtiment n'offre plus que des ruines. L'église cependant n'est pas trop dégradée. Elle conserve encore un caractère de majesté, le caractère mystique du culte chrétien. On y trouve quelques tableaux, quelques figures de saints et quelques restes d'architecture du moyen âge, architecture originale, toute de génie, inspirée par le christianisme, dans toute sa foi.

Ici viendrait se placer naturellement la description des mœurs, des usages et du caractère des habitants de la contrée de Capbern. Mais rien n'est changé dans leur manière d'être, depuis le temps où M. Deville, de Tarbes, a fait les annales du Bigorre. Dès-lors, je crois devoir renvoyer mon lecteur à cet ouvrage, où il trouvera l'histoire du peuple des Pyrénées, commencée avant la conquête de cette province par les Romains, suivie dans ses phases différentes, jusques à nos jours, et enrichie de plusieurs tableaux modernes, avec les détails les plus piquants et les plus curieux.

Toutefois, j'observe avec bonheur que l'habitant de nos campagnes pyrénéennes n'est point étranger à l'élan général de la civilisation. Il suit le siècle dans sa marche. Son existence morale et politique grandit et s'améliore tous les jours. Il n'a plus foi dans les idées fanatiques, supersticieuses et chimériques. Il comprend et sait remplir ses devoirs de citoyen : laborieux, il commence à se livrer, au milieu de son travail agricole, aux spéculations industrielles et commerciales. Quant à son caractère, il est toujours le même, indépendant, franc, avenant, affable, cordial, enthousiaste et parfois altier.

CHAPITRE V.

Améliorations nécessaires à Capbern.

Pour que l'établissement thermal brille de tout l'éclat que
lui promettent ses vertus curatives, il faut que l'autorité
locale ait en vue et sache comprendre les besoins et les
jouissances des baigneurs. Elle doit s'occuper d'abord de
rendre les routes commodes. Cette mesure devient le premier
objet de sa vigilance administrative. La facilité de commu-
nication se lie essentiellement à l'affluence des étrangers. Un
malade dont l'état alarmant réclame un doux transport, ne
peut se hasarder sur des chemins hérissés de pierres. L'autorité doit ensuite songer aux agréments dont les lieux qui

entourent la source doivent être dotés. Je rappellerai ce que j'ai écrit, sur ces deux points, à M. Pailhé, maire actuel de Capbern, vers la fin de l'année 1856.

A M. Pailhé, Maire de la commune de Capbern.

« J'ai l'honneur de vous informer que je travaille à l'analyse
» chimique de l'eau médicinale qui appartient à votre com-
» mune. La réputation dont elle jouit a besoin, pour s'étendre,
» d'être appuyée sur la science qui prévient et dirige la
» pensée du médecin. Alors les applications de l'eau sont
» beaucoup plus rationnelles, et mieux observées, elles sont
» pour le public une garantie de ses heureuses propriétés
» thérapeutiques, c'est-à-dire, de son efficacité sur l'économie
» animale. C'est donc pour atteindre ce but où se résume
» l'intérêt de la société, que j'ai entrepris les recherches
» qui m'occupent.

» Toutefois, votre concours me devient nécessaire. Il importe
» que la source soit commodément accessible. Or, vous devez,
» pour cela, porter toute votre surveillance sur les chemins
» vicinaux. Le service des cantonniers me paraît indispensable
» pour les préserver d'une dégradation toujours croissante.

» Peut-être, serait-il bien encore de changer le chemin
» qui part de la route de Tournay, traversant le village de
» Péré, et de le former le long du vallon, où coule le
« ruisseau qui prend naissance au-dessus de l'établissement
» et auquel se mêle l'eau thermale. (1) Les dépenses n'en
» seraient pas grandes. C'est une ligne droite à suivre, sans
» presque aucune inégalité de terrain. Les voitures pourraient

(1) Nous apprenons avec bonheur que le Conseil général du département a voté les fonds nécessaires à l'exécution de ce plan.

» y circuler librement, et une allée, plantée d'arbres, vien-
» drait en augmenter les charmes.

» Après avoir rempli l'utile, il vous importe de pourvoir
» à l'agréable. Vous aurez, à cet égard, peu de choses à
» faire. La nature semble avoir voulu favoriser les lieux qui
» avoisinent l'eau thermale. Elle ne demande à la main de
» l'homme qu'un peu de secours. Ce coteau, en face des
» maisons, couvert d'arbres jeunes et variés, offre une
» perspective des plus gracieuses. Là, des sentiers en
» labyrinthe, seraient une promenade ravissante. Que l'on
» coupe quelques arbres, la promenade sera tracée !...

» Les allées qui existent déjà doivent être entretenues et
» embellies. La magnificence des sites est toujours en har-
» monie avec la santé. Le malade y trouve une heureuse
» et salutaire distraction. L'importance de ce principe hygié-
» nique est si bien senti, que dans toutes les vallées où coule
» une eau thermale, l'on voit l'administration s'occuper des
» plantations en allée, même entre les rochers et les torrents,
» et établir ainsi le beau contraste de la nature indomptée
» et de la nature soumise.

» Telles sont les vues que j'ai cru devoir vous proposer
» et que vous pouvez réaliser sans beaucoup de frais. Car
» vous n'avez, comme ailleurs, ni choc de torrents, ni chute
» d'avalanche, ni ravins à craindre. L'abondance de la
» source, la salubrité de l'air, la sûreté des lieux, la beauté
» et la variété du paysage, tout concourt puissamment à
» augmenter le succès de Capbern. »

Depuis cette lettre, il a été établi un service de cantonniers sur le chemin de Péré et à l'entrée de la côte de la
Castagnère. Aujourd'hui, l'administration locale s'occupe
activement de l'entretien des communications. Dorénavant
elles seront faciles pour toutes les classes de baigneurs.

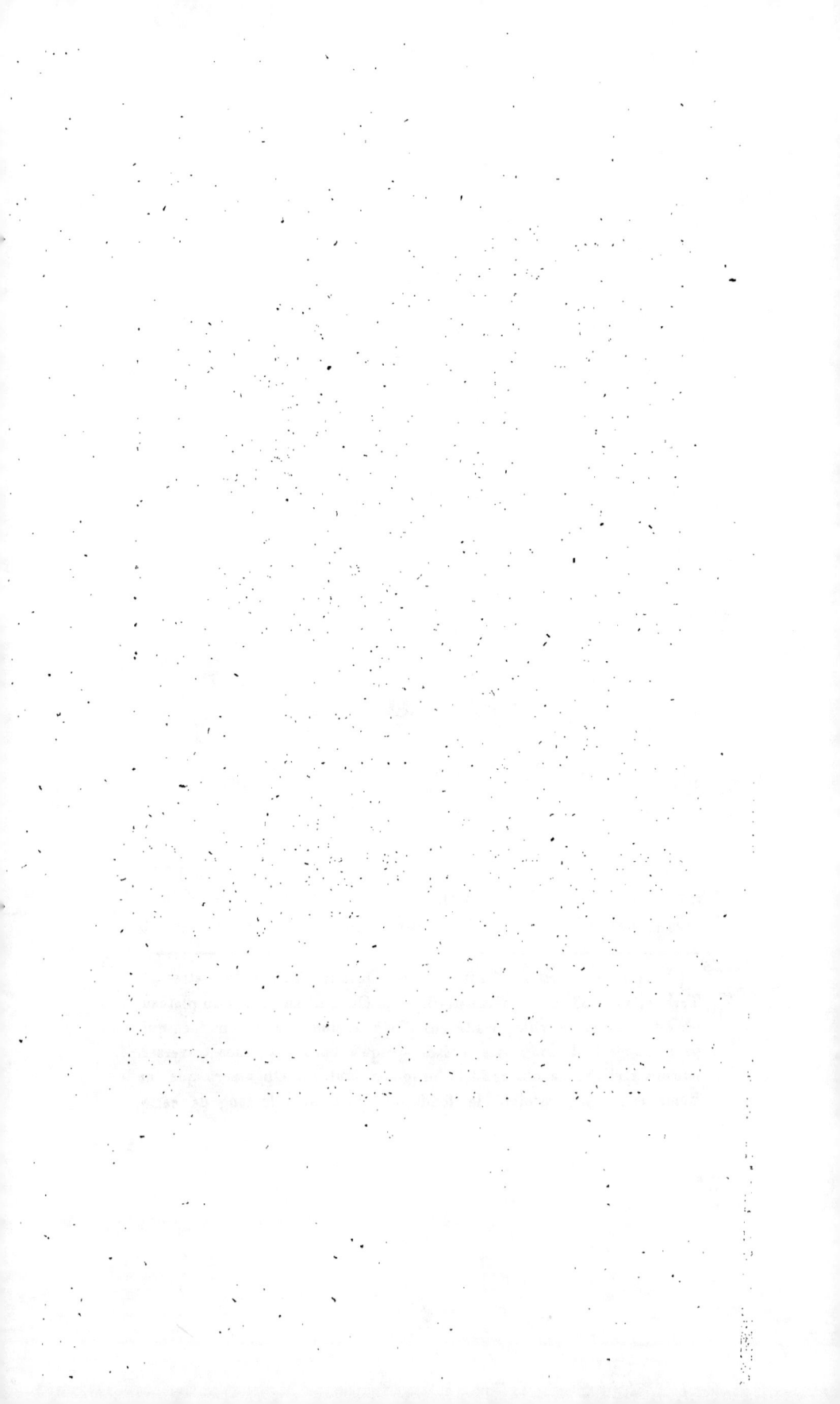

CHAPITRE VI.

Nouvelle route de Trie à Capbern;

Souvenirs historiques.

Deux routes royale et départementale, aboutissent, pour ainsi dire, à Capbern; l'une partant de Toulouse et arrivant par S.ᵗ-Gaudens à Lannemezan (1); l'autre venant

---

. (1) Lannemezan est situé sur la Baïze-Devant, à 31 mille mètres de Tarbes, et à 23 de Bagnères-de-Bigorre. On voit au milieu du plateau où est bâtie cette ville, les traces d'une ancienne voie romaine, qui se prolongeait le long des crêtes, jusqu'à Bordeaux, sans traverser aucune rivière, ce qui rendait les ponts inutiles. On assure que les Romains avaient projeté la fondation d'un canal le long de cette

de Tarbes, passant par Tournay (1). La distance à franchir, depuis ces routes jusqu'à l'établissement, est de cinq à huit mille mètres au plus.

Je signalerai une nouvelle route qui se prépare et qui sera bientôt ouverte aux voitures publiques. Elle part de Trie (2), formant une branche de la route départementale, de Toulouse à Tarbes, et doit aboucher en droite ligne à la route de Lannemezan à Capbern. Sa largeur est celle des routes départementales. Elle est destinée non-seulement

---

route. Ils y auraient sans doute détourné toutes les eaux de la Neste. On trouve aussi près de Lannemezan, sur la route de Labarthe, un bassin assez étendu, entièrement formé de tourbe plus ou moins alluvionnée, dont la profondeur est considérable. Les habitants de l'endroit s'en servent comme combustible. On pourrait l'utiliser dans les manufactures, ainsi qu'on le fait en Hollande, pour la cuisson des briques, de la chaux, etc.

(1) Tournay est situé sur l'Arros, à 15 kilomètres est-sud-est de Tarbes. Le bassin qu'occupe cette ville, offre une campagne fertile, fraîche et riante. Il y avait jadis un couvent de Minimes, fondé par Raymond de Cardeilhac, en 1625.

(2) Trie est situé sur la rivière de la Baïze-Darré, à 30 kilomètres est de Tarbes, et à 15 kilomètres de Capbern. Cette ville avait été murée aux temps de la féodalité. On y voit encore des portes, des tours et des vestiges de fossés. Une chronique manuscrite porte que Jehan, de Trie, sénéchal de Toulouse, en l'an 1323, ayant fait reconstruire la *Bastide* ou ville de Trie, donna des coutumes et des lois particulières à cette nouvelle ville, le 28 janvier 1324. La charte exprime entr'autres priviléges que le Roi ne leverait aucune taille sur les habitants de Trie, sans leur consentement; qu'ils seraient tenus de contribuer seulement aux subsides généraux; qu'ils auraient la liberté de vendre et d'aliéner leurs biens; qu'ils pourraient marier leurs filles et pousser leurs enfants mâles à la cléricature; que ceux qui seraient surpris en adultère, seraient condamnés à courir, pendant un jour, nus, dans la ville, ou à payer soixante sols d'amende. Cette manière de punir l'adultère était généralement adoptée dans toute la province.

à favoriser les relations de toute la Vallée d'Aure avec le Pays-Bas, mais encore à appeler à Capbern un grand nombre d'étrangers des départements du nord-est, en leur offrant agrément, facilité et abréviation dans la course.

Cette route traverse un vallon qu'une culture variée rend pittoresque et qui est gracieusement encadré, à l'est et à l'ouest, par des coteaux plantés de vignes, de chênes, de châtaigniers, d'où l'on découvre des paysages enchanteurs.

De plus, elle est intéressante sous le point de vue historique. On distingue sur la gauche, à quelques mille de Trie, le château de *Bonnefont*, flanqué de tourelles, tristement assis sur la plaine, et un peu plus loin, le château de *Montastruc*, debout sur une éminence, solitaire comme un spectre. L'un et l'autre appartiennent aux temps féodaux. Il ne leur reste de leur ancienne puissance que quelques murs minés par l'âge, sur lesquels rampe pour dernière ressource, le lierre, sombre ami des ruines.

Le premier a été, pendant long-temps, la retraite du marquis de Montespan. C'est là qu'il fut relégué pour se consoler de l'honneur que sa femme reçut d'être admise au nombre des courtisanes de Louis XIV. Près de ce château, on remarque avec curiosité un vieux ormeau, dans lequel est implanté un collier en fer avec sa chaîne. La foudre ayant éclaté naguère sur l'arbre et l'ayant pourfendu, a mis au grand jour cet instrument de barbarie et de despotisme. Il paraît que l'ormeau, en se développant, l'avait renfermé et caché dans son sein.

Dites-moi, lecteurs, ce que vous pensez en regard de ces monuments bâtis par des hommes dont on ne sait plus rien que le mal qu'ils ont fait ? Ne croirait-on pas que le temps semble ne vouloir en détacher quelque pierre mousseuse que de loin en loin, pour les montrer long-temps encore aux siécles futurs, comme un livre sublime où ils viendront chercher d'utiles enseignements et puiser des méditations profondes ?

Le voyageur pourra recueillir dans la contrée des souvenirs qui appartiennent aux guerres de religion, à ces temps malheureux où l'intolérance et la superstition amenèrent tant d'horribles excès, où Rome et l'hérésie, luttant avec la même fureur, souillèrent la terre du sang de leurs martyrs. Avant de quitter Trie, il ira visiter les ruines d'un monastère, jadis habité par les religieux de l'orde des Carmes. Montgomerry, ce chef si dévoué et si intrépide du parti protestant, le fit démolir en 1571, après avoir brûlé tous les titres, fait pendre le prieur devant la porte de l'église et jeté les autres religieux, au nombre de vingt, dans le puits du cloître.

L'église et le puits existent encore. L'église, surmontée d'une voûte dont on admire les ogives hardies, est devenue, ainsi que le couvent, la propriété de plusieurs particuliers. Aujourd'hui, elle sert aux plaisirs décents et modestes de la comédie bourgeoise. Plusieurs demoiselles de la ville, riches de trois ou quatre lustres au plus, ont la gracieuseté de paraître sur la scène. Leur présence attire un public nombreux et trop heureux sans doute d'applaudir la candeur, l'enjouement, les grâces et la beauté. Mais telle est l'inconstance bien étrange des choses d'ici-bas. Là où l'encens de la divinité venait parfumer les cœurs, où la parole de la grâce murmurait dans le silence de la méditation, où la prière s'exhalait sur les tombes. — Là retentit la voix bruyante, voluptueuse et folâtre du monde. Là nous dressons nos tables de fête. — Ah ! il n'est que trop vrai de dire que la joie se greffe sur la peine ; et comme l'a judicieusement observé un littérateur distingué, M. Léon Boitel : *La vie est une bouture sur la mort.*

Montgomerry venait alors de reprendre tout le Béarn sur les catholiques. Il était ivre de la gloire dont il s'était couvert dans cette expédition, vantée par tous les historiens, soit catholiques, soit protestants. Quelque temps après, il subit l'expiation de ses crimes. Impliqué dans la conspiration imputée à l'amiral Coligny, accusé d'avoir arboré le pavillon Anglais sur les vaisseaux venus à la Rochelle, il fut condamné à mort. Il entendit son arrêt avec courage, le 26 juin 1574. A la lecture de cet arrêt qui portait que ses enfants étaient déclarés roturiers, il s'écria : « s'ils n'ont la vertu des nobles » pour s'en relever, je consens à leur flétrissure (1). »

J'appellerai enfin l'attention sur l'établissement thermal de Capbern. Je le regarde dans l'état où il est, comme un établissement tout-à-fait provisoire. Il devrait être agrandi et avoir une étendue qui fut un peu relative à l'importance de la source et surtout à son abondance. Le jaugeauge m'a prouvé qu'elle donne par heure 160 mètres cubes d'eau. Or, d'après ce volume, recueilli et distribué avec soin, elle pourrait au moins, alimenter deux cents baignoires. Celles qui existent, suffisent à peine pour le nombre actuel des baigneurs. Certainement, la source de Capbern est la plus belle source des Pyrénées...

Mais pour que la commune pût s'occuper efficacement des améliorations principales que je viens de signaler, il importerait que le Conseil général du département s'intéressât à son sort. Il est toujours honorable de ne pas oublier un monument destiné aussi bien, pour ne pas dire mieux qu'un autre, au soulagement de l'humanité souffrante (2) !

---

(1) C'est ce Montgomerry, comte de Montgomerry, en Normandie, dont l'aïeul était cousin par ses femmes, de Jacques I.er, roi d'Ecosse, qui creva un œil au roi Henry II, dans un tournoi, le 26 juin 1559. Le roi mourut de cette blessure, quinze jours après.

(2) Je suis informé que, d'après un nouveau plan qui vient d'être dressé par M. Artigala, architecte du département, l'établissement

Ces conditions remplies, Capbern prendra toute l'extension dont il est digne. On verra une société nombreuse, choisie y accourir, et les malades y renaîtront, comme le feuillage avec les beaux jours...

---

va posséder huit baignoires de plus ; qu'il va être pourvu d'un système de douches complet, et recevoir des changements notables dans l'intérêt de l'aménagement des eaux et de l'uniformité de leur température.

ANALYSE CHIMIQUE DE L'EAU DE CAPBERN (1).

CHAPITRE I.

PROPRIÉTÉS PHYSIQUES.

CETTE eau est d'une limpidité parfaite, sans odeur, d'une saveur douce, mais d'un arrière-goût un peu salin; d'un

---

(1) M. Rozières, de Tarbes, mon confrère et mon ami, avec lequel je me glorifie de partager la plupart de mes travaux scientifiques, s'était occupé en 1810, presque en même temps que M. Save, de Saint-Blancard, de l'eau thermale de Capbern. Les résultats de son travail se rapprochent de ceux que j'ai obtenus dans cette analyse, à laquelle il a pris part.

toucher rude. Laissée dans une bouteille débouchée pendant huit mois, elle dépose une très-grande quantité d'une matière floconneuse, sans paraître s'altérer sensiblement. Sa pesanteur spécifique, comparée à celle de l'eau distillée, est de 1,005.

Un thermomètre Réaumur, plongé dans l'eau de la source pendant une demi-heure, a marqué 19° 1/2 pour sa température ; celle de l'air ambiant étant à 14°. Cette observation a été faite à midi, avec deux thermomètres qui s'accordent très-bien. Elle a été renouvelée le matin et le soir du lendemain.

Je dois mentionner aussi que j'ai bien examiné avec soin la position du baromètre, et que malgré la variation de la pression atmosphérique, l'état thermal de la source a resté constant.

Elle coule avec une abondance prodigieuse ; et son volume n'est influencé par aucun phénomène météorologique. Il est le même à toutes les époques de l'année.

Elle offre un dégagement spontané et continu d'un gaz incolore. Toutefois je remarquerai que ce dégagement passerait inaperçu, tant il est peu sensible, si quelques bulles assez grosses de gaz ne venaient de temps en temps crever à la surface de l'eau.

La pierre sur laquelle tombe son jet, présente un léger sédiment d'une couleur ocreuse.

CHAPITRE II.

PROPRIÉTÉS CHIMIQUES.

§ 1.er Analyse qualitative.

1° *Analyse d'indication des gaz.*

Le gaz qui s'échappe de la source, recueilli et conduit dans un tube gradué plein de mercure, a fourni les caractères suivants :

Mis en contact avec une solution de potasse caustique, il diminue de deux centièmes.

Le phosphore détermine à l'instant quelques vapeurs blanches, qui n'ont l'existence que d'un moment, sans changement sensible de volume.

Une bougie allumée, plongée avec précaution dans une éprouvette où l'on a fait passer le gaz, s'y éteint assez promptement. Ce gaz est donc du gaz azote, mêlé d'une petite quantité d'acide carbonique et d'une plus petite encore d'oxigène.

2° *Analyse d'indication de l'eau ou essai préliminaire par les réactifs.*

Le sirop de violettes, versé dans cette eau, prend en peu de temps une couleur verte très-marquée. L'expérience a été faite comparativement avec l'eau distillée. La teinture de tournesol paraît n'éprouver aucun changement sensible. L'alcohol de savon a produit un précipité caillebotté très-abondant. L'ammoniaque, la potasse et l'eau de chaux y forment un précipité blanc floconneux, facilement dissout par les acides.

Le carbonate de potasse, un précipité blanc un peu grumeleux, se réunissant assez promptement au fond du vase; soluble avec effervescence dans les acides. L'oxalate d'ammoniaque, un précipité assez abondant que ne fait pas disparaître un excès d'acide oxalique.

L'hydro-ferrocyanate de potasse et le sesqui-ferrocyanure de potassium y déterminent à l'aide de quelques gouttes de chlore ou d'acide chloro-hydrique, une couleur très-légèrement bleuâtre, qui, dans l'espace de vingt-quatre heures, devient très-intense, surtout avec l'hydro-ferrocyanate de potasse. Bientôt après la liqueur prend une couleur verdâtre, et il se réunit au fond du verre, un dépôt d'un très-beau bleu d'azur.

Le prussiate de chaux produit le même phénomène avec

l'addition du chlore. Ici la couleur du précipité se présente sous l'aspect d'un bleu moins foncé.

L'alcohol gallique est sans action, même aidé du chlore pour favoriser sa puissance. La liqueur ne fait que se troubler un peu.

Une molécule de noix de galle laissée au contact de l'eau, pendant trois ou quatre jours, n'a déterminé aucun changement.

Le nitrate d'argent donne un précipité blanc assez prononcé que redissout un excès d'ammoniaque. Néanmoins, il se forme, quelques instants après, dans l'eau qui contient l'excès d'ammoniaque, un dépôt floconneux, si l'on a le soin d'agiter la liqueur avec une baguette. Ce précipité se présente sous une couleur rosée. Curieux de vérifier ce phénomène, j'ai reconnu qu'il était dû à la présence du fer. En effet, ce précipité dissout par l'acide chloro-hydrique étendu d'eau distillée, a donné à l'instant même une couleur bleue très-intense, soit par le ferro-prussiate de potasse, soit par le prussiate de chaux, soit par le sesqui-ferrocyanure de potassium. Il est à remarquer que la teinture alcoholique de noix de galle y a produit aussi un précipité qui devient bleuâtre, après quelques heures.

Le sous-acétate de plomb, un précipité blanc très-abondant que redissout un excès d'acide nitrique.

Le proto-nitrate de mercure, un précipité d'un jaune serin. Les hydro-sulfates sont sans action.

Le chlore idem.

Un morceau de papier de tournesol, rougi et mouillé, a été mis à l'extrémité du col d'un matras qui renfermait de l'eau en ébullition. Sa couleur n'ayant point été changée, j'ai été convaincu de l'absence du carbonate d'ammoniaque, ainsi que des autres sels appartenant à cette base, après avoir eu soin d'y faire dissoudre préalablement une petite quantité de potasse. L'ammoniaque aurait manifesté son existence, soit en verdissant le papier rougi, soit en répandant des vapeurs épaisses au contact de l'acide muriatique, soit enfin par son odeur piquante.

Il ne me restait plus qu'à savoir si l'eau renfermait des nitrates. Je me suis assuré de leur absence. Car l'acide sulfurique, versé sur le résidu d'une certaine quantité d'eau contenant de la potasse et mêlé avec de la limaille de cuivre, n'a produit aucune vapeur nitreuse.

Cette analyse préparatoire faite à la source et répétée dans mon laboratoire, me démontre que l'eau de Capbern renferme des *carbonates*, *des sulfates et des hydro-chlorates à base de chaux, de magnésie et de fer*, et qu'elle ne contient point d'acide libre, ni des hydro-sulfates, ni des nitrates, ni des sels à base d'ammoniaque, ni enfin du sous-carbonate de soude, puisque l'existence de ce sel exclut nécessairement celle des sels, soit calcaires, soit magnésiens.

« Quant à la propriété que possède l'eau de Capbern de
» verdir le sirop de violettes, je l'attribue au *sous-carbonate*
» *de chaux*, attendu qu'elle ne contient point d'alcali libre.
» Quoique la solubilité du carbonate calcaire soit faible,
» elle est cependant suffisante pour être sensible aux réactifs.
» Je dirai même que c'est à sa présence que la plupart des
» eaux médicinales doivent de verdir le sirop de violettes.

» Mais il est des substances que les réactifs ne peuvent
» point découvrir ou bien indiquent d'une manière trop
» vague, trop peu sensible. Le mode de combinaison de
» ces substances échappe encore à leur action. C'est ainsi
» que je déclinerai l'insuffisance *de la noix de galle* comme

» réactif ; insuffisance que j'ai été à même de reconnaître
» plusieurs fois, lorsqu'il s'agit de déceler le fer dans une
» eau qui le contient en petite proportion. Il paraît que
» la puissance de la noix de galle se laisse influencer par les
» corps étrangers qui accompagnent les solutions de fer, au
» point de devenir nulle. Alors il importe de procéder à une
» analyse plus méthodique, en cherchant à isoler chaque
» corps et à déterminer ensuite son caractère particulier.
» C'est le but que j'ai voulu atteindre par les expériences
» suivantes : »

5° *Expériences confirmatives de l'analyse d'indication.*

Une quantité d'eau indéterminée a été mise à évaporer
dans une capsule de porcelaine, sur un feu modérément
entretenu, avec toutes les précautions employées en pareille
circonstance. Au moment où l'eau est arrivée à la température
de 80^d centigrades, le fond de la capsule s'est recouvert d'une
infinité de bulles qui venaient peu à peu crever à sa surface.
Elles avaient disparu au moment où l'eau est entrée en ébullition.
Alors elle a perdu sa transparence, en se recouvrant d'une
pellicule blanchâtre qui, de temps en temps, se détachait par
écailles et gagnait le fonds du vase. Ce phénomène dû à la
précipitation des carbonates par suite du dégagement de
l'excès d'acide carbonique qui les tenait en dissolution, est
le seul qui se soit montré jusques à l'évaporation complète
du liquide. Le résidu détaché de la capsule et laissé, pendant
vingt-quatre heures, au contact de l'air, n'en attirait point
très-sensiblement l'humidité. Desséché avec tous les soins
convenables, il était d'un blanc sale, présentant un reflet
légèrement rosé. Dans cet état, je l'ai traité par *l'eau distillée,
l'acide hydro-chlorique et l'alcohol*, à différents degrés de
densité.

1.ᵉʳ *Traitement des matières fixes par l'eau distillée.*

Après avoir réduit le résidu de l'évaporation en poudre fine, je l'ai soumis dans dix fois son poids d'eau distillée, à une ébullition prolongée de quelques minutes. Le tout a été filtré. Il a resté sur le filtre une grande quantité d'une matière insoluble, que j'ai eu la précaution de laver à l'eau bouillante, et qui a été recueillie avec soin. Le liquide, reçu dans une capsule de porcelaine, a été immédiatement évaporé jusques à siccité. Ce nouveau résidu desséché aussi convenablement, a été mis à part pour être soumis à l'action de l'alcohol ; il a été marqué de la lettre A....

Comme l'on voit, j'ai divisé le premier résidu en deux parties bien distinctes. La première soluble dans l'eau distillée bouillante ; la deuxième insoluble dans ce vihicule. Par ce moyen, la recherche des composés de l'eau minérale se simplifie et leur séparation devient beaucoup plus facile.

2.ᵐᵉ *Traitement de la matière insoluble dans l'eau distillée par l'acide chloro-hydrique.*

J'ai versé peu à peu sur cette matière de l'acide hydrochlorique étendu, jusques à ce que le papier de tournesol ait été rougi. Il s'est produit immédiatement un dégagement abondant d'acide carbonique. Toutefois, la plus grande partie de la matière a resté insoluble.

Le tout a été jeté sur un filtre préalablement lavé à l'acide chloro-hydrique (1). Le liquide filtré contenant les substances

(1) Cette mesure a été prise pour éviter toute chance d'erreur, à l'égard de l'existence du fer ; car l'on sait que le papier renferme des traces de cette substance.

solubles, a été recueilli dans un verre à expérience et traité par l'ammoniaque en excès. Aussitôt il s'est formé un précipité floconneux blanchâtre, qui a pris une teinte jaunâtre au contact de l'air. Cette coloration me l'a présenté comme formé *d'oxyde de fer*. En effet, dissout par l'acide hydrochlorique, il donne par l'hydro-sulfate d'ammoniaque un précipité noir de sulfure de fer. Il donne, en outre, tous les autres caractères qui lui sont propres et que j'ai assignés dans les essais préliminaires.

Supposant, dans la liqueur qui surnageait le sulfure de fer, des phosphates terreux, je les ai recherchés, mais sans succès.

Le liquide d'où l'oxyde de fer a été précipité, a été mis immédiatement en contact avec un excès de sous-carbonate d'ammoniaque, qui a produit un précipité blanchâtre caillebotté. J'ai filtré promptement pour éviter la précipitation de la magnésie que j'y supposais. L'acide chloro-hydrique qui a dissout avec effervescence ce précipité, et l'oxalate d'ammoniaque qui a déterminé dans la dissolution acide un précipité insoluble dans un excès d'acide oxalique, m'ont annoncé l'existence du *carbonate de chaux*.

Le liquide séparé par le filtre, a été évaporé jusqu'à siccité. Il contenait une matière organique, qui, après s'être charbonnée, a disparu en entier. Le résidu traité par l'eau distillée ne s'y est pas dissout complètement. La matière insoluble a été reconnue pour être du *carbonate de magnésie*. La solution de ce résidu renfermait du sulfate de chaux qu'ont décélé les sels de barite. Pour expliquer ici la présence du sulfate calcaire, il faut concevoir que dans le traitement par l'acide hydro-chlorique, une faible proportion de ce sel ait pu se dissoudre.

Restait la portion du résidu insoluble dans l'eau distillée,

non dissoute par l'acide hydro-chlorique. Dans la pensée
qu'elle était composée presque en totalité de sulfate de chaux,
je l'ai traitée par le carbonate de potasse en excès, dans
le but de la transformer en carbonate de chaux. En effet,
il s'est dissout dans l'eau bouillante du sulfate de potasse,
et le carbonate de chaux a formé un résidu qui, à son tour,
a été dissout par l'acide hydro-chlorique avec effervescence,
à l'exception d'une petite quantité d'une substance, laquelle
recueillie, a présenté toutes les propriétés de la *silice*. Le
solutum muriatique, mis en contact avec l'oxalate d'ammoniaque, précipitait abondamment; et celui de carbonate
de potasse donnait par les sels baritiques, un précipité dont
une partie était redissoute seulement par l'acide nitrique. En
conséquence, nul doute de l'existence du carbonate de chaux,
qui provenait du *sulfate de chaux*.

5.me *Traitement des matières insolubles dans l'eau distillée*
ou du résidu A, par l'alcohol concentré.

Ce résidu résultant, comme on l'a vu, de l'évaporation
de l'eau distillée, a été mis en contact avec de l'alcohol
à 40°. Après une macération de vingt-quatre heures, l'alcohol
a été soumis à une douce chaleur, et ensuite filtré. Une
partie de ce résidu restée insoluble, a été recueillie sur le
filtre. Le liquide alcoholique avait à peine changé de couleur.
Évaporé à la chaleur d'une étuve, il a donné un produit
un peu jaunâtre, qui a attiré puissamment l'humidité de
l'air. L'eau distillée le dissout facilement, à l'exception d'une
matière particulière, qui m'a présenté les propriétés suivantes :
elle est peu colorée, onctueuse au toucher et consistante
comme ces matières que l'on trouve dans l'analyse de beaucoup de substances végétales et que l'on est convenu de
nommer *matière grasse*.

Légèrement chauffée, elle donne d'une manière très-prononcée l'odeur de la cuve à pastel. Chauffée plus fortement, elle se charbonne et répand des vapeurs piquantes qui ne ramènent pas au bleu le papier de tournesol rougi, même en la mélant avec de la potasse, ce qui prouve qu'elle n'est point azotée.

L'éther est sans action aucune.

Les acides et les alcalis la dissolvent, mais ne présentent rien de remarquable. Tous ces caractères témoignent la présence de la *matière organique* que j'ai signalée plus haut.

La dissolution aqueuse du résidu alcoholique n'a point changé par le carbonate d'ammoniaque, tandis qu'elle a fourni par l'oxalate d'ammoniaque, un précipité sensible d'oxalate de chaux (1).

Le liquide séparé par le filtre de l'oxalate de chaux, traité par le carbonate d'ammoniaque, a été évaporé jusqu'à siccité, et calciné au rouge dans un creuset de platine, afin de volatiser le sel ammonical.

La matière restée au fond du creuset était blanche, attirant lentement l'humidité de l'air. Traitée par l'eau distillée, elle a abandonné un corps qui s'est dissout dans les acides et qui a présenté tous les caractères de la *magnésie*.

La solution a précipité par le nitrate d'argent. Le précipité était soluble en entier dans l'ammoniaque, ce qui exclut l'existence de l'iode, et insoluble dans l'acide nitrique. Il n'a point précipité par la potasse et a résisté à l'action

---

(1) J'ai été à même de remarquer en pareille circonstance la défectuosité du carbonate d'ammoniaque pour reconnaître la chaux, toutes les fois que celle-ci est en très-petite quantité et qu'elle se trouve unie aux sels de magnésie. L'action de l'oxalate d'ammoniaque est bien plus sensible.

5

de l'acide tartarique et du chlorure de platine. La partie soluble était donc composée de *chlorure de sodium*.

Mais quel est l'acide avec lequel devait être combinée la magnésie. Évidemment ce ne peut être qu'avec l'acide hydro-chlorique, puisque, dans l'analyse d'indication, je suis resté persuadé de l'absence des nitrates.

La portion du résidu insoluble dans l'alcohol à 40°, a été traitée par l'alcohol à 0,875, qui n'a pu, à son tour, la dissoudre en entier. Le produit de l'évaporation de cette nouvelle dissolution a donné par le nitrate d'argent, à peine un louche, dont je n'ai pas tenu compte, tandis qu'il a précipité abondamment par le nitrate de barite, et que soumis à l'action du bi-carbonate de potasse, il n'a point précipité à froid, mais bien à chaud ; ce qui annonce la présence du sel magnésien. Ce résultat prouve que d'on peut tomber dans l'erreur, en suivant les procédés donnés souvent sans contrôle par les traités de chimie, puisqu'ils avertissent que l'alcohol à 40° ne dissout point le chlorure de sodium, et qu'il faut employer l'alcohol à 0,875 de densité pour le séparer du sulfate de magnésie. La pratique sera toujours la sauve-garde du chimiste.

Nouveau traitement par l'eau distillée.

Les matières restées insolubles dans l'alcohol faible, ont été soumises à l'action de l'eau distillée bouillante, qui les a dissoutes en partie. La quantité non dissoute était du *sulfate de chaux*, reconnu par les sels baritiques et l'oxalate d'ammoniaque.

La dissolution ne contenait plus d'hydro-chlorates. Elle m'a paru exclusivement composée de sulfates alcalins.

Présumant que l'acide sulfurique devait avoir pour base la magnésie et la soude, je l'ai traité par le sous-carbonate d'ammoniaque en excès, afin de convertir le sulfate de magnésie en carbonate ammoniaco-magnésien soluble. J'ai fait évaporer à siccité et j'ai calciné convenablement dans un creuset de platine. Le produit de la calcination, repris par l'alcohol faible, s'est dissout, à l'exception d'une matière blanche que j'ai trouvée être de la *magnésie* (1). La solution alcoholique ne donnait point de précipité jaune par le chlorure de platine et ne formait point de cristaux d'alun par l'addition d'une petite quantité d'une solution acide d'alumine. Ces caractères prouvent qu'elle contenait un *sulfate à base de soude* et non de potasse.

De ce qui précède, je puis conclure que l'eau médicinale de Capbern se trouve composée des matières fixes suivantes : *carbonate de chaux, carbonate de magnésie, sulfate de chaux, silice, oxyde de fer, substance organique, hydro-chlorate de chaux et de magnésie, chlorure de sodium, sulfate de magnésie, sulfate de soude.*

Or, en comparant ce résultat avec celui des. essais préliminaires, on voit qu'il s'en éloigne très-peu, puisqu'on ne trouve pour différence que la soude et la silice, substances que l'on sait d'ailleurs ne pouvoir être démontrées par les réactifs.

Maintenant que nous connaissons la nature des matières fixes, pour compléter l'analyse, il me reste encore à déterminer leur quantité respective, ainsi que celle des principes gazeux, dans un volume d'eau déterminée.

(1) On peut encore, au moyen de l'hydro-chlorate de barite, séparer peut-être avec plus d'exactitude, le sulfate de magnésie du sulfate de soude. (Alors on a recours aux équivalents).

§ 2.ᵉ Analyse quantitative.

1° *Appréciation des proportions des gaz contenus dans l'eau.*

J'ai rempli de l'eau de la source un petit matras, de la contenance de 1,000 grammes. A ce matras était adapté un tube également plein, qui se rendait sous une éprouvette graduée, renfermant du mercure.

Au moment de l'opération, la température était de X 15° 1/2 centigrade, et la pression de 0ᵐ 770.

Après une ébullition soutenue pendant 3/4 d'heure au moins, j'ai recueilli 99 centimètres cubes de gaz. Toute correction faite de température, de pression et d'humidité dont il était saturé, son volume s'est réduit à 95ᶜᶜ'.

Mis en contact et agité avec une solution de potasse caustique, il y a eu absorption de 49ᶜᶜ', qui représentent le volume d'acide carbonique qu'il contient. La portion restante = 46ᶜᶜ', au moyen d'un bâton de phosphore laissé jusques à ce qu'il cesse d'être lumineux à l'obscurité, s'est trouvée ramenée à 28ᶜᶜ', qui m'ont donné tous les caractères de *l'azote.* Les 18 parties dont s'est emparé le phosphore, appartiennent par conséquent à *l'oxigène.*

Mais je dois remarquer que cet air contenu dans l'eau, n'est point de l'air atmosphérique, puisqu'il est beaucoup plus riche que lui en oxigène, qui se trouve à peu près dans le rapport de 40 pour cent. L'air même des eaux pluviales ne pourrait pas s'en rapprocher. Car l'on sait qu'il renferme ordinairement sur 100, 30—d'oxigène.

D'où il résulte que 1,000 grammes de cette eau sont composés en principes gazeux de

Acide carbonique. . . . . 49 ᶜᶜ

Oxigène. . . . . 18 »

Azote. . . . . 28 »

2° *Appréciation des proportions des matières fixes contenues dans l'eau.*

Pour remplir cette nouvelle condition, j'ai fait évapo-porer 2,500 grammes d'eau, avec toutes les précautions convenables. Le produit de l'évaporation desséché soigneusement, a fourni un poids de 5^g 40. Ayant suivi le même mode de procéder que dans l'analyse d'indication, je n'ai qu'à le rappeler en peu de mots.

Le produit de l'évaporation $= 5$, 40, a eté traitée par l'eau distillée, qui en a dissout une certaine proportion.

Le résidu insoluble séché et pesé $= 1$, 510, a été à sen tour dissout par l'acide muriatique. De l'ammoniaque versé dans la dissolution, en a précipité de l'oxyde de fer, dont le poids m'a indiqué celui du carbonate $= 0$, 060. Le même liquide, mis immédiatement en contact avec du sous-carbonate d'ammoniaque, a donné un précipité de carbonate de chaux, lequel recueilli sur un filtre, séché avec soin et pesé $= 0$, 550. La liqueur surnageant le précipité de carbonate de chaux, a été évaporée jusqu'à siccité. La matière organique qu'elle renfermait, après s'être charbonnée, a disparu en entier. Le résidu traité par l'eau distillée, a abandonné le carbonate de magnésie, lequel pesé $= 0$, 050. La solution de ce résidu renfermait du sulfate de chaux, dont j'ai apprécié la quantité, en le précipitant par l'hydro-chlorate de barite. Son poids $= 0$, 200, joint à celui du carbonate de magnésie, m'a donné par la différence sur le poids de la masse totale, la proportion de la matière organique $= 0$, 160.

La portion du résidu non dissoute par l'acide muriatique, était composée de sulfate de chaux et de silice. Au moyen du carbonate de potasse, j'ai transformé le sulfate de chaux en carbonate de chaux, qui a été recueilli et pesé. Ce carbonate était encore mêlé avec la silice, laquelle lavée et séchée a donné 0, 070.

Après cela, il m'a été facile par le calcul de former du carbonate de chaux dont je connaissais le poids, le sulfate de chaux, dont il provenait = 2, 440, lequel poids réuni à celui déjà obtenu, égale 2, 640.

Les matières résultant de l'évaporation de la dissolution aqueuse, ont été ensuite mises en contact avec l'alcohol à 40°. La solution alcoholique évaporée, a donné un résidu qui s'est dissout dans l'eau distillée, à l'exception de la matière organique, dont le poids a été de 0, 030; cette quantité jointe à celle trouvée plus haut, donne 0, 190.

Le liquide filtré devait me fournir, comme on l'a déjà vu, les hydro-chlorates de chaux, de magnésie et de soude. En effet, l'oxalate d'ammoniaque a déterminé un précipité d'oxalate de chaux, qui a été suffisamment calciné. Le produit de la calcination a donné un poids de chaux de 0, 016, qui avaient dû absorber 0, 024 d'acide hydro-chlorique, pour former 0, 040 d'hydro-chlorate de chaux.

Après l'action de l'oxalate d'ammoniaque, il a été traité par le carbonate d'ammoniaque en excès; puis évaporé et calciné au rouge. La matière formant le résidu de la calcination, a été pesée et mise en contact avec l'eau. La magnésie a resté intacte, tandis que le chlorure de sodium a été dissout. En soustraisant le poids de la magnésie du poids total de la matière, j'ai obtenu celui du chlorure de sodium = 0, 110; et en combinant par le calcul la magnésie avec l'acide hydro-chlorique, j'ai eu la proportion d'hydro-chlorate de magnésie = 0, 080.

La portion des matières non attaquées par l'alcohol à 40°,

a été soumise à l'action de l'alcohol à 0, 875 de densité, qui n'a dissout que du sulfate de magnésie. Le solutum évaporé jusqu'à siccité, a donné pour résidu sulfate de magnésie = 0, 250.

Je n'avais plus qu'à traiter par l'eau bouillante les matières insolubles dans l'alcohol. Il a resté encore ici un petit résidu de sulfate de chaux, du poids de 0, 100; lequel ajouté à 2, 640, a fourni 2, 740 pour la quantité entière de sulfate de chaux que contient l'eau analysée.

Je devais découvrir, dans la dissolution aqueuse, du sulfate de magnésie et du sulfate de soude. En y ajoutant du carbonate d'ammoniaque, évaporant jusqu'à siccité et calcinant au rouge, j'ai obtenu une matière blanche, qui a été pesée. Son poids connu, soustrait du poids du résidu de la calcination, a donné celui du sulfate de soude = 0, 180. La magnésie, combinée par le calcul à l'acide sulfurique, a reproduit son sulfate 0, 910; lequel poids joint à celui rétiré au moyen de l'alcohol étendu, a fourni sulfate de magnésie 1, 160.

En réunissant tous ces principes fixes, on trouve un total de 5g 200, qui représente à peu près le résidu de l'évaporation des 2,500 grammes de l'eau analysée. Les 0, 200 milligrammes de différence, forment une perte qui est toujours inévitable dans ces sortes d'opérations, quels que soient les soins que l'on prenne pour recueillir la matière sur les filtres, et quoiqu'on fasse les pesées avec les balances les plus sensibles.

Par cette seconde analyse qui vient à l'appui de l'analyse d'indication, je crois pouvoir conclure, en résumé et avec confiance, *qu'un litre d'eau médicinale et thermale de Capbern*, contient les quantités suivantes de

S.U.B.S.T.A.N.C.E.S GAZEUSES.	Acide carbonique . 49 centim.ᵉ cubes.
	Oxigène 18
	Azote , ... 28

TOTAL 95

	Matière organique	0ᵍ 076.
	Hydro-chlorate de magnésie .	0 032.
	Hydro-chlorate de soude. . .	0 044.
	Hydro-chlorate de chaux . .	0 016.
SUBSTANCES	Sulfate de magnésie	0 464.
FIXES.	Sulfate de soude	0 072.
	Carbonate de magnésie (sous) .	0 012.
	Carbonate de chaux (sous) .	0 220.
	Sulfate de chaux	1 096.
	Carbonate de fer.	0 024.
	Silice.	0 028.

TOTAL. . . . . 2 084.

D'où il suit que l'eau de Capbern doit être rangée dans la
classe des eaux *minérales salines*, proprement dites. Le carbonate de fer que j'y ai rencontré, est en quantité trop
minime pour qu'elle puisse mériter place parmi les eaux
ferrugineuses, même superficielles. -

La grande quantité de gaz oxigène trouvée dans l'eau de
Capbern, vient augmenter puissamment sa vitalité. Jusqu'ici
l'air très-oxigéné que renferment certaines eaux thermales,
n'a été remarqué que chimiquement, et a passé, pour ainsi
dire, inaperçu sous le point de vue médical. Il n'est cependant personne qui ne sache que toutes les eaux qui coulent
à la surface de la terre, doivent à la présence de l'air
qu'elles tiennent en dissolution, d'être sapides, douces,
légères, faciles à l'estomac. Or, si une eau se présente

avec une surabondance d'oxigène, il est naturel de penser
qu'elle doit avoir une influence nouvelle, importante, beaucoup
plus marquée sur nos organes ; et je crois qu'en portant
leur attention sur ce principe gazeux, les gens de l'art
pourront mieux se rendre compte du mode d'action des eaux
thermales, concevoir souvent leurs propriétés diverses, quelquefois contradictoires dans plusieurs affections morbides, et
soulever ainsi le voile dont la nature couvre la plupart de
ses actes. Sous ce rapport, l'eau de Capbern mérite un
intérêt particulier et se distingue entièrement des eaux
salines de nos Pyrénées, du moins de celles dont l'analyse
chimique est connue de nos jours.

PROPRIÉTÉS MÉDICALES DE L'EAU THERMALE
DE CAPBERN.

CHAPITRE I.

L'eau de Capbern s'emploie à l'extérieur en lotions, soit dans le traitement de quelques dartres, soit dans le traitement des ophthalmies, surtout des ophthalmies chroniques ou scrofuleuses. Elle exerce aussi sur la peau une action styptique, au point d'arrêter la saignée par les sangsues.

A l'intérieur, l'action la plus énergique de cette eau et qui se manifeste toujours, quel que soit l'âge, le sexe, le tempérament, est celle qui a lieu sur les voies urinaires dont elle augmente la sécrétion d'une manière remarquable. Aussi compte-t-elle des succès nombreux dans la néphrite calculeuse, dans la gravelle, dans divers catharres chroniques de la vessie, ainsi que dans les gonorrhées ou uréthrites non syphillitiques.

La vertu de l'eau de Capbern sur le tube digestif, varie selon la hauteur du tube. Dans les premières voies, elle est légèrement tonique, sans être excitante. Cette eau s'administre avec avantage dans les gàstrites et dans les entérites chroniques. Mais il est probable que cette propriété est liée à l'action que l'eau exerce sur le système urinaire et sur les dernières voies pour lesquelles elle est généralement laxative, et quelquefois cependant astringente. Elle triomphe dans l'ictère, dans les engorgements chroniques du foie ou de la rate, et dans la constipation, si toutefois celle-ci n'est pas l'effet de quelque vice local et organique, ou d'une disposition hémorroïdaire trop prononcée. Dans ce dernier cas, la constipation est provoquée ou augmentée avec une vive douleur. Mais il arrive le plus souvent que l'énergique stimulation des vaisseaux hémorroïdaires fait jaillir le sang hémorroïdal. Alors la constipation ne tarde pas à disparaître.

L'eau de Capbern convient éminemment aux hémorroïdaires. Elle est employée par conséquent, avec succès, pour les affections qui sont causées ou entretenues par les aberrations ou la suppression du sang hémorroïdal; telles : les congestions cérébrales, certaines oppressions de poitrine, les palpitations de cœur, les battements aortiques.

Elle possède encore une influence très-marquée sur l'utérus et la menstruation. Elle favorise ou provoque la première mission du flux menstruel; elle le régularise, le rend plus abondant, et même le rappelle, selon qu'il est irrégulier, plus faible, ou bien lorsqu'il y a suppression. Elle obvie aussi aux diverses congestions sanguines qui résultent du désordre des menstrues. Elle est très-efficace pour les tempéraments lymphatiques, pour les flueurs blanches et les pâles couleurs.

Enfin, elle paraît porter son action sur le système abdominal, en ranimant l'utérus, ce qui lui donne une réputation merveilleuse contre la stérilité (1).

Il faut, autant qu'on le peut, la boire à sa température naturelle $= 19° 1/2$. La chaleur que possède une eau médicinale, ajoute puissamment à ses propriétés curatives. Elle s'y trouve dans un état de combinaison intime qu'on ne peut expliquer; véritable vie interne qui favorise ses éléments de santé. Cette condition ne peut être représentée par une chaleur factice, quoiqu'on dise. C'est là notre opinion que confirme l'expérience de tous les temps. Ainsi, je désapprouve avec force le transport des eaux thermales, d'autant plus qu'il en est peu qui puissent le soutenir sans une grande altération de leurs principes constituants. Elles doivent être prises en boisson, là où elles viennent sourdre.

On la coupe par fois avec de l'eau d'orge, du petit-lait, du vin, suivant le goût du malade, ou mieux suivant l'indication du médecin-inspecteur. J'ai vu des baigneurs en boire jusqu'à dix, douze verres, chaque matin. La dose ordinaire est de trois, quatre et six verres.

Ces diverses propriétés de l'eau de Capbern confirment parfaitement le résultat de mon analyse chimique. Maintenant il importe de donner en preuve des exemples de guérison — Le chapitre suivant remplira cet objet.

---

(1) On voit, chaque année, une foule de jeunes femmes venir à Capbern, pour implorer la faveur généreuse de la Naïade.

CHAPITRE II.

OBSERVATIONS THÉRAPEUTIQUES.

1.re *Observation. (Ophthalmie droite).*

La femme D...., paysanne de Laloubère (Hautes-Pyrénées), âgée de 20 ans, tempérament lymphatico-sanguin, constitution bonne, fut brusquement saisie, pendant qu'elle était au champ, d'une vive douleur à l'œil droit et au côté correspondant de la tête. Bientot l'œil devint très-rouge. L'ophthalmie fut envain combattue par une saignée du pied et du bras, par six applications de sangsues aux tempes, aux jugulaires, par des bains locaux émollients ; enfin par un cautère au bras gauche et un séton à la nuque.

A son arrivée à Capbern, le quinze juillet, toute la partie droite
de la tête est extrêmement douloureuse. Il y a étourdissement,
quand la femme veut se baisser. Toute la conjonctive droite
est sillonnée par une vive injection des capillaires sanguins.
La cornée est trouble. Vers la partie inférieure est une tâche
blanchâtre de la grosseur d'une tête d'épingle. La vision est im-
possible. Du reste, ni chassie, ni larmoiement. L'eau de Capbern
est prescrite en boisson (six verres par jour), en lotions fréquem-
ment répétées et en bains. La malade n'a pu commencer à
se baigner que le troisième jour de son arrivée.

Dès le premier août, plus de mal de tête, ni d'étourdissement. L'injection de la conjonctive a diminué des trois quarts.
L'œil ne craint plus le contact de l'air ou de la lumière.
Le huit, la résolution de l'injection de la conjonctive est
complète. La cornée a repris sa transparence et l'œil son
état naturel. Il ne reste que la taie qui exigera une médication spéciale.

La malade allaitait un enfant de dix-neuf mois, qu'elle
avait ammené à Capbern. Pendant la durée du traitement,
elle a eu, par jour, trois et quatre selles qui n'ont eu aucune
influence sur la quantité de la sécrétion lactée.

2.me *Observation. (Ophthalmie ancienne).*

La jeune B..., d'Orignac, âgée de 50 ans, tempérament
sanguin, constitution robuste, est affectée d'une double ophthalmie qui date de deux ans et qui a résisté aux nombreux
moyens mis en usage. Le globe des yeux est d'une extrême
sensibilité au contact des corps ambiants. Les conjonctives
sont fortement injectées dans toute leur étendue. La cornée
est épaisse et comme nuagée. Aussi la perception des objets
est-elle obtuse? L'eau de Capbern est employée en un demi-
bain, en boisson et en lotions souvent renouvelées.

Dès le neuvième jour, l'injection de la conjonctive et la
douleur ont disparu. La cornée a repris toute sa transparence; la vision est facile, la malade se croit guérie. Mais
l'aspect d'une jeune fille tombant d'une violente attaque
d'épilepsie lui cause une impression si pénible qu'elle est
soudain saisie d'une forte congestion à la tête. Toute la figure
est rouge et gonflée. La lèvre supérieure a triplé de volume,
l'injection des conjonctives est à son comble. Une large saignée des pieds et des lotions fréquentes d'eau de laitue et
de sureau amènent, au bout de cinq jours, la résolution des
accidents inflammatoires. La malade reprend l'usage de l'eau
de Capbern, ses yeux rentrent dans l'état de guérison.

5.me *Observation. (Ophthalmie gauche, irritation de la rétine).*

La jeune fille T..., de Lortet, âgée de six ans, tempérament
sanguin, constitution assez développée, était affectée, depuis
cinq mois, d'une ophthalmie gauche aigue, contre laquelle on
avait employé les bains domestiques et un vésicatoire au
bras, qu'on eut l'imprudence de faire sécher avant l'arrivée à
Capbern, quoiqu'il fût en pleine suppuration. Les paupières
gauches se contractent fortement pour soustraire le globe de
l'œil à la pénible impression des rayons lumineux. L'injection
s'étend sur la conjonctive où l'on voit une taie blanchâtre
qui couvre les deux tiers de la pupille.

La petite malade fait usage de l'eau de Capbern, en bains
et lotions. Peu de boisson. Dans douze jours, l'injection
disparaît entièrement; la taie résiste encore; mais l'œil reste
ouvert, à peine sensible au contact de la lumière. Quelques
jours de plus à Capbern auraient suffi pour dissiper ce reste
de sensibilité. Les parents, malgré toute sollicitation, ramenè-
rent l'enfant dans leurs foyers.

6

4.me Observation. (Ophthalmie scrofuleuse).

Le jeune D. ..., de S.ᵗ-Gaudens, âgé de 7 ans, tempérament lymphatique, constitution bonne, présente une figure d'une grande pâleur. La texture de sa peau est lâche et molle. L'enfant porte presque constamment à la tête des croûtes muqueuses. Dès sa naissance, il a eu mal aux yeux, mais c'est surtout depuis deux ans que l'ophthalmie a augmenté d'intensité, et que, rebelle aux médications employées, elle a forcé le jeune malade à prendre la route de Capbern.

Le vingt-trois juillet, les paupières sont presque dégarnies de cils. Leur bord libre offre une vive rougeur. Il y a beaucoup de chassie ; et le matin, au réveil, elle est tellement épaisse et abondante qu'elle fait adhérer les paupières entr'elles. La conjonctive et la cornée sont dans l'état normal ; la vision se fait sans difficulté et sans douleur. Le médecin-inspecteur ordonne des demi-bains jusques au thorax, deux verres d'eau pour boisson et des lotions sur les yeux. — Le deux août, les progrès de la guérison sont déjà remarquables. Les yeux sont presque secs. Le quatre, le bord des paupières n'est plus rouge. Les jours suivants, jusques au départ, il est complétement desséché et reprend l'état naturel. Les croûtes de la tête, lavées avec l'eau thermale, sont tombées ; la peau s'est colorée ; l'enfant se retire dans une entière guérison.

5.me Observation. (Urines sédimenteuses intermittentes ; Disposition hemorroïdaire).

M. de M..., riche rentier, de Lanan (Haute-Garonne), âgé de 59 ans, tempérament nervoso-sanguin, constitution robuste, avait toujours joui d'une bonne santé. Depuis deux ans, il sentait de loin en loin quelques boutons hémorroïdaires qui n'ont jamais flué, lorsqu'il éprouva subitement, sans cause connue, une grande gêne dans l'émission des urines : c'était au renouvellement de la lune. Pendant vingt-quatre heures, les urines devinrent troubles et laissaient précipiter au fond du pot une matière jaunâtre, formée de petits grains, semblables à de la brique pilée et s'écrasant facilement entre les doigts. Il arrivait que le sédiment était parfois si abondant qu'il obstruait le canal de l'urètre et arrêtait les urines. Durant cette singulière crise, les boutons hémorroïdaires disparaissaient, le malade éprouvait de la douleur à la tête et une constipation des plus fortes. Dès que ces symptômes reparaissaient, les voies urinaires et gastriques reprenaient leur état normal qui se maintenait pendant tout le mois, pour s'interrompre régulièrement et de la même manière, au retour de la lune et plus souvent vers le plein de cet astre. Le traitement que subit le malade, fut une application à l'anus de quinze sangsues ; la tisane de douce-amère et le laitage. Cette médication a eu pour effet de rendre le sédiment moins coloré et plus léger ; il surnageait les urines et était doux au toucher.

M. de M... a pris sans interruption quinze bains; puis il s'est mis à l'usage de l'eau en boisson, à la dose de huit à dix verres chaque matin. Il y a eu une diarrhée de vingt-huit heures, et constamment abondance des urines.

Pendant ce temps, la lune a suivi ses phases différentes, sans que M. de M... ait éprouvé aucun des accidents auxquels il était sujet depuis huit mois. Heureux de cette guérison, il a dû vouer à Capbern une reconnaissance éternelle....

6.me *Observation.* (*Douleurs néphrétiques; gravelle*).

M. l'abbé de G..., d'Auch, âgé de 70 ans, bien conservé et plein d'une aimable gaîté, vint aux eaux de Capbern, en 1852. Il éprouvait, depuis long-temps, de violentes attaques de néphrite. Les urines étaient ordinairement chargées et déposaient un sédiment de couleur jaunâtre et grenu comme du sable fin. Déjà une fois ou deux, l'abbé de G... avait rendu de petits graviers assez volumineux.

Après dix jours de l'eau de Capbern, les urines coulèrent très-abondantes et presque limpides. Cependant vers le 13.me ou 14.me jour, M. l'abbé éprouva de la difficulté à uriner; il fit quelques efforts et rendit deux petits graviers arrondis et lisses, de couleur jaune. Il continua quelque temps encore son séjour à Capbern, n'eut plus de souffrance et se retira parfaitement rétabli.

7.me *Observation.* (*Gastrique chronique*).

M. B..., de Samaran (Gers), âgé de 52 ans, tempérament sanguin, est affecté d'une douleur à la région épigastrique et de battements dans le tronc cœliaque. La langue est sèche; elle a un goût de sel; il y a soif et point d'appétit. La douleur épigastrique et les battements cœliaques augmentent par la plus légère ingestion d'aliments. M. B... arrive à Capbern, le quatre juillet.

Bains tempérés; six verres d'eau. Bientôt un mieux remarquable se manifeste; l'appétit revient; les battements et la douleur épigastrique diminuent. Pendant les huit premiers jours, M. B... a été alternativement constipé et relâché. Il boit douze verres d'eau au lieu de six; alors production de quatre ou cinq selles chaque matin, sans compter beaucoup d'urines. L'amélioration se maintient et fait des progrès; en sorte qu'au moment du départ, le vingt-huit juillet, il ne restait qu'une douleur à peine sensible; la guérison était opérée, il n'y avait qu'à la consolider.

8.me *Observation.* (*Gastro-entérite chronique; constipation*).

Le nommé M...', de St-Mézard (Gers), âgé de 27 ans, tempérament sanguin, constitution musculeuse, avait été atteint de fièvres, qui avaient duré deux mois, et à la suite desquelles il était survenu un sentiment de chaleur à l'épigastre et à la paroi intérieure du thorax. Cette chaleur avait cédé aussi à une application locale de sangsues; mais elle s'était reproduite quelque temps après avec plus d'intensité. Il y a de plus douleur à l'épigastre, mais sans tension; tête pesante; soif légère; langue rosée ayant une saveur tantôt amère, tantôt salée; léger dégoût; constipation; excréments durs comme des crotins de chèvres; point de fièvre. Le malade était dans cet état, lorsqu'il s'est rendu aux thermes de Capbern.

Quoique doué de formes athlétiques, le sieur M... est enclin à la mélancolie. Mis de suite à l'usage de l'eau, en demi-bains tempérés et en boisson, augmentée, depuis quatre jusqu'à huit verres, chaque matin, il éprouve un mieux prononcé. Au bout de dix jours, la tête est dégagée. La douleur épigastrique est à peine sensible. La constipation, sans cesser entièrement, a beaucoup diminué. Au 16.me jour, les selles deviennent humides. Alors a lieu une éruption de taches brunes sur toute la peau. Ces taches ne tardent pas à disparaître. Le sieur M... est parti en pleine convalescence.

9.me *Observation.* (*Gastrite chronique; constipation*).

M. V..., d'Ardiège (Haute-Garonne), âgé de 58 ans, tempérament bilioso-sanguin, constitution forte, était sujet, depuis quinze ans, au sang hémorroïdal, qui fluait de loin en

loin avec peu d'abondance. Il lui restait un fils, son soutien
et le seul espoir de sa vieillesse. Le sort l'appelle au service
de la patrie. M. V… en fut si vivement affecté qu'il fit une
maladie, qui paraît avoir été une gastrite et dans laquelle il
y eut grand feu, torsions douloureuses à l'épigastre, vomissements et envies fréquentes de roter. L'affection morale a
suivi le malade à Capbern. La torsion et la chaleur épigastrique existent encore, ainsi que les envies de roter. La langue
est toujours sèche; du reste, point de fièvre; selles et
urines faciles.

Demi-bains tempérés, huit verres d'eau le matin, quatre
avant et quatre après le bain. Le malade boit deux autres
verres dans la journée. Dès le second bain, le sang hémorroïdal s'est montré et a flué avec une extrême abondance,
pendant huit jours. La douleur et les torsions de l'épigastre
ont cessé; les rots persistent, mais moins nombreux et moins
fatiguants. La langue est encore sèche. Au moment de la
guérison, le malade est obligé de quitter Capbern. Sans
nul doute, ces derniers accidents se seraient dissipés à leur
tour.

10.me *Observation. (Douleur du muscle abdominal;*
constipation ; léger engorgement de foie).

Le nommé R…, de Vic-Fezensac, âgé de 58 ans,
tempérament bilioso-sanguin, constitution bonne, éprouva
après un lutte violente, un fort tiraillement à la partie
supérieure du muscle droit abdominal. Ce muscle est tendu
et douloureux à la pression. Le lobe gauche du foie fait
une légère saillie sous le rebord des fausses côtes. La peau
est d'un jaune foncé; la langue est jaune, amère. Le malade
est constipé et ne va à selle que tous les cinq ou six jours.

Il y a soif, dégoût, mais point de fièvre. Le nommé R...
avait flué du sang hémorroïdal, pendant dix-huit mois, jusques
à l'époque de la lutte.

Pendant les six premiers jours, l'eau de Capbern, admi-
nistrée en boisson, passe facilement à la dose progressive
de quatre à huit verres. Elle agit sur les urines et détermine une vive constriction à l'anus.

Le 7.me jour, bue à la dose de six verres, l'eau cause
du malaise et reste comme un poids sur l'estomac. La constipation persiste. Ces accidents se dissipent par la prise, dans
quelques verres d'eau thermale, d'une once de sel d'epsom,
qui provoque douze selles très-abondantes.

Le 17.me jour, l'épigastre étant douloureux, il fut appliqué
douze sangsues à l'anus. Le malade s'en trouva bien. Au
moment du départ, la tension douloureuse du muscle droit a
disparu ; l'appétit est revenu ; la constipation a cédé ; la
coloration de la peau est moins foncée ; l'engorgement du
foie n'existe plus.

11.me *Observation. (Congestion sanguine; étourdissement).*

M. L..., riche propriétaire des Landes, âgé de 58 ans,
tempérament sanguin, constitution amaigrie, était venu à
Capbern, en 1852. A cette époque et long-temps auparavant,
il éprouvait des étourdissements fréquents. Des bouffées de
sang se portaient à la poitrine et l'oppressaient. Du reste,
ni fièvre, ni toux; appétit régulier. Pendant les trois semaines
qu'il fit usage des eaux de Capbern, M. L... ne ressentit aucun mieux. Il partit peu satisfait.

Passant à Bagnères-de-Bigorre, il prit trois bains, à Salut,
Lasserre et Santé; sans en éprouver aucun soulagement
bien sensible, et rentra immédiatement dans ses terres. Trois

semaines après, il y eut un bien-être parfait, et M. L... jouit
d'une pleine santé, pendant une année, au bout de laquelle,
jour par jour, les mêmes symptômes d'étourdissement et d'op-
pression pulmonaire se reproduisirent et furent immédiatement
suivis d'accès de fièvre tierce pernicieuse des plus graves. Il
y eut aussi beaucoup de sang rendu par les selles et par
les urines. Celles-ci étaient entièrement rouges.

Cependant les phénomènes morbides primitifs persistant
avec la même intensité, et le malade ne pouvant se livrer à
une lecture de quelques minutes, ni monter à cheval, ni
marcher un peu vite, forcé a été de revenir invoquer l'assis-
tance de la Nymphe de Capbern.

M. L... a pris, chaque matin, des demi-bains tempérés
et cinq à six verres d'eau. Pendant les premiers huit jours, il
a appliqué quelques sangsues à l'anus et a fait usage deux
fois de quelques grains de santé, qui ont produit quelques
selles. L'eau thermale s'est portée sur les urines, qui ont été
très-abondantes. Dès le 14.me jour, la tête et la poitrine
étaient dégagées. M. L... se trouvant beaucoup mieux, prit
quelques douches sur la tête et se retira parfaitement rétabli.

12.me *Observation. (Étourdissement; constipation).*

M. S..., commandant en retraite, de Tarbes, âgé de 59 ans,
homme actif et sobre, porte sur sa figure très-colorée le
cachet de son tempérament. Il éprouve des étourdissements
fréquents et de la pesanteur aux reins. Souvent des bouffées
de sang se portent à sa poitrine et remontent à la gorge.
Il sent à l'anus du prurit et parfois une vive cuisson. Il
est constipé; sans appétit. Les principaux moyens dont il a
fait usage jusqu'à ce jour, sont les saignées capillaires à
l'anus; des bains domestiques; quelques légères purgations
et le régime.

Mis aux demi-bains et à une boisson de six à huit verres chaque matin, il y a eu journellement, jusques au départ, deux, quatre et cinq selles; les urines sont devenues abondantes; les symptômes morbides se sont rapidement amendés, et le commandant S..., après avoir pris deux ou trois douches à la tête, a quitté Capbern, jouissant d'une parfaite santé.

13.me *Observation. (Disposition hémorroïdaire; congestion cérébrale; constipation).*

M. de C..., âgé de 59 ans, tempérament sanguin, constitution robuste, fut sujet, dès l'âge de 18 ans, au sang hémorroïdal, qui, pendant une vingtaine d'années, flua régulièrement, comme les menstrues chez les femmes. Ce flux s'arrêta, et la santé qui, jusqu'alors, était des meilleures, se dérangea peu à peu.

Habitué à un régime de vie tonique et excitant, mangeant et buvant beaucoup, M. de C... est depuis sept à huit ans sous le poids d'une congestion sanguine cérébrale et dans un état de constipation, qui ne lui permet d'aller à selle que tous les trois, six et même huit jours.

M. de C... était venu faire usage des eaux de Capbern, pendant trois ou quatre ans, et s'en était très-bien trouvé. Il est obligé d'y revenir, en 1855. Dès le 5.me jour, les selles qui n'avaient pas paru, depuis huit jours, ont repris leurs cours, et le malade se sent parfaitement dégagé. Mais le 6.me jour, par suite d'écart de régime, les symptômes les plus graves d'apoplexie se manifestent. Ils cèdent bientôt à une médication prompte et énergique. Le calme reparaît et se maintient jusqu'au départ.

Huit jours après sa rentrée dans ses foyers, M. de C... a eu un flux hémorroïdal très-abondant. Dès ce moment, il a été entièrement rétabli et a pu reprendre les occupations journalières.

14.me *Observation.* (*Suppression des menstrues*).

M.lle D... C..., de Galan, âgée de 24 ans, tempérament nervo-lymphatique, avait ses menstrues au moment où elle perdit sa mère. Le chagrin qu'elle ressentit fut si vif, que le cours périodique s'arrêta brusquement et plus ne reparut. M.lle C... ne tarda pas à éprouver des pesanteurs de reins et des suffocations ; des battements de cœur qui l'empêchaient de marcher un peu vite ou de monter des degrés. Quand elle a mangé, elle digère mal. Son embonpoint se détruit de jour en jour.

La malade est mise à l'usage des demi-bains tempérés et boit, tous les matins, quatre ou six verres d'eau. Les trois premiers jours, l'eau est un peu lourde. Le 4.me, elle passe facilement ; l'appétit revient. Le 12.me, le sang menstruel paraît et flue abondamment, pendant quatre jours. Dès ce moment, M.lle D... C... est guérie ; plus de pesanteur de reins ; plus de suffocations ; plus de palpitations.

15.me *Observation.* (*Palpitations de cœur; flueurs blanches; courbatures des membres.*

M.me T..., de Vic-Fezensac, âgée de 28 ans, tempérament nervoso-sanguin, constitution faible, fut atteinte, quelque temps après son mariage, de flueurs blanches abondantes. Obligée de sevrer son second né, à l'âge de six mois, elle le fit sans précaution. A cette époque, elle éprouva des chagrins. La menstruation devint bientôt plus faible. La malade eut des palpitations de cœur, des suffocations, des

courbatures dans les membres. Elle perdit l'appétit et devint
très-maigre. Des saignées locales et générales furent pratiquées
plusieurs fois sans succès. Il en fut de même de diverses
préparations pharmaceutiques, telles que la teinture de
digitale, le sirop de pointes d'asperges, etc.

Arrivée aux eaux de Capbern, en 1832, Mme T... fut un
peu soulagée. Revenue en 1833; après deux bains et une
boisson quotidienne de six à huit verres, les menstrues ont
paru et flué avec abondance, pendant cinq jours. Les bains
ont été suspendus; mais la boisson a été continuée sans
interruption. Il est à remarquer que pendant cette crise, il
y a eu grande augmentation dans les urines et plusieurs
selles par jour. Ce résultat s'est maintenu jusqu'au départ,
à la grande satisfaction de la malade, qui a vu peu à peu
revenir son appétit; les courbatures des membres disparaître; et les palpitations, ainsi que les fleurs blanches,
diminuer beaucoup. Enfin, amélioration grande et évidente.

16.me Observation. (Ascite; gastrite).

M. N..., riche propriétaire, du département de l'Hérault,
âgé de 45 ans, tempérament musculeux, constitution assez
forte, est affecté, depuis deux ans, d'une hydropisie ou
ascite, qui a commencé par un engorgement extraordinaire
des pieds, lequel a remonté peu à peu, jusques à l'abdomen.
L'ascite a été traitée par une centaine de mouchetures aux
jambes, d'où s'est ecoulée une énorme quantité de sérosité.

A l'ascite se sont joints, depuis six mois, des symptômes
gastriques graves, qui paraissent être l'effet d'abus du régime
auquel le malade se livre habituellement. Ainsi tension et
cuisson douloureuse à l'épigastre; vomissements des aliments
ingérés; rougeur de la langue; soif; appétit nul.

M. N..., envoyé à Capbern, le médecin-inspecteur lui prescrit les bains tempérés d'un quart-d'heure et quatre à cinq verres d'eau chaque matin. Du douze au seize juin, point de changement dans ses selles ni dans les urines. Le seize, la douleur epigastrique était très-vive ; dix sangsues sont appliquées sur le point douloureux et font une bonne saignée. Mêmes bains et même boisson. Le dix-huit, il y a quatorze selles ; le dix-neuf, douze ; le vingt, quatre ; le vingt et un, trois ; le malade éprouve un mieux remarquable et inaccoutumé. L'engorgement des jambes a diminué des 4/5; le ventre est moins tendu ; la douleur épigastrique a presque disparu ; les vomissements sont assez rares ; point de soif. Mais M. N... n'a pas la constance de suivre les progrès d'un traitement aussi favorable. Impatient, sans doute, de reprendre son genre de vie, il va rejoindre ses foyers.

17.me *Observation.* (*Colique venteuse*).

Le nommé D..., cultivateur, des Hautes-Pyrénées, âgé de 27 ans; tempérament sanguin, constitution grêle, éprouvait, depuis trois ans, une douleur au cœcum, qui paraissait avoir été causée, soit par excès de travail, soit par l'abus du coït. L'intestin se présente dans la fosse iliaque, sous la forme d'une tumeur douloureuse, arrondie, assez ferme, qui s'efface en faisant entendre souvent un bruit de gaz après une pression et des frictions de quelques moments. L'abdomen offre des saillies pareilles à celles de la fosse iliaque droite et qui disparaissent de même. Quand le malade rend des gaz par la bouche ou par l'anus, il est aussitôt soulagé. Divers moyens ont été mis successivement en usage. Bains locaux ; sangsues, applications et fomentations émollientes ou aromatiques. A l'intérieur, des tisanes amères, divers anti-spasmodiques, des purgations ; mais le tout en vain.

En 1854, le malade est venu à Capbern, s'est baigné et a bu, chaque matin, six verres d'eau ; le 15.ᵐᵉ jour, il se sent guéri et se retire.

La maladie s'étant reproduite au printemps de 1855, le sieur D... est revenu à Capbern, le treize juin. Même administration de l'eau thermale. Dès le 16.ᵐᵉ jour, les selles sont quotidiennes, et la tumeur cœcale ne paraît plus. Au moment du départ, il y avait encore quelques gaz ; mais ces gaz ne dérangeaient nullement D...., qui jouit aujourd'hui d'une parfaite santé.

18.ᵐᵉ *Observation.* (*Migraine continuelle de plusieurs années,*

rebelle à toute-médication).

M. D..., de Vic-Fezensac (Gers), âgé de 48 ans, tempérament bilioso-sanguin, constitution robuste, était sujet à des migraines cruelles qui le tourmentaient et ne lui laissaient aucun repos, durant presque toute l'année. Les accès étaient si violents que le malade était saisi, pendant leur durée, de vomissements douloureux, et qu'il était obligé de fuir la lumière et le moindre bruit. C'est en vain qu'il avait essayé tous les anti-spasmodiques, les saignées capillaires, etc.

M. D... se réfugia, en 1854, aux thermes de Capbern, et prit l'eau en boisson et en bains tempérés. Après y avoir passé vingt jours, il se retira parfaitement soulagé et n'a éprouvé qu'un accès de migraine, dans l'espace d'une année.

M. D... est revenu à Capbern, en 1855. Les eaux l'ont évacué légèrement. La sécrétion urinaire a été très-active.

Aujourd'hui, il est entièrement débarrassé de sa migraine. Aussi dans une expansion de bonheur et de reconnaissance bien sentie, il a fait vœu de venir, tous les ans, déposer son hommage aux pieds de sa bienfaisante Naïade.

J'aurais pu étendre encore mes observations et entrer dans des détails plus longs sur le mode d'action de l'eau de Capbern. Mais il m'appartenait seulement de présenter son analyse, ses vertus thérapeutiques. D'ailleurs, j'aurais craint d'anticiper sur le travail dont s'occupe M. Loustau fils, de Tournay. Cet honorable médecin se propose de publier un traité spécial sur l'eau médicinale de Capbern. Nul mieux que lui n'en pourra dévoiler toutes les propriétés. L'étude approfondie qu'il en a faite; les documents nombreux qu'il a pu recueillir et son savoir bien reconnu, assurent au peuple des thermes un ouvrage bien fait, utile et consciencieux.

Quant à moi, fidèle à mon plan, j'ai dit rapidement l'histoire vraie de Capbern; et, soulevant le voile de son avenir, je suis fier de voir se dessiner devant lui l'horizon le plus beau.

FIN.

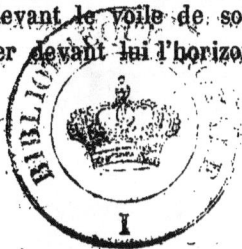